CONTRIBUTION A L'ÉTUDE

DES

EAUX SULFUREUSES

D'ENGHIEN

PAR

EMILE HALLÉ

DOCTEUR DE L'UNIVERSITÉ DE PARIS

Pharmacien de Première Classe

PARIS

IMPRIMERIE F. DUBOS

130, Boulevard Saint-Germain, 130

—

1900

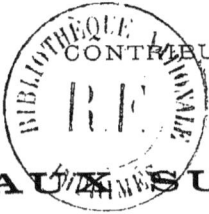

CONTRIBUTION A L'ÉTUDE

DES

EAUX SULFUREUSES

D'ENGHIEN

CONTRIBUTION A L'ÉTUDE

DES

EAUX SULFUREUSES

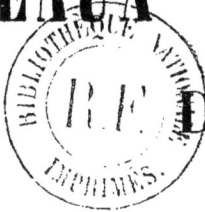

D'ENGHIEN

PAR

EMILE HALLÉ

DOCTEUR DE L'UNIVERSITÉ DE PARIS

Pharmacien de Première Classe

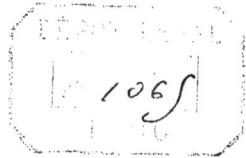

PARIS

IMPRIMERIE F. DUBOS

130, Boulevard Saint-Germain, 130

—

1900

INTRODUCTION

La découverte heureuse des Eaux d'Enghien que fit le Père Cotte en 1766 a, depuis cette époque, occupé l'esprit de nombreux savants, chimistes, géologues ou médecins ; en un mot de tous ceux qui cherchent à expliquer les secrets travaux de la nature. Tous ont concouru à jeter un peu de lumière sur ce point si intéressant de la formation des eaux sulfureuses et beaucoup ont donné des hypothèses si vraisemblables, qu'on peut les considérer comme l'expression de la vérité.

Pharmacien à Enghien depuis 1893, nous avons été, dès notre arrivée, séduit par toutes les questions qui touchent de près ou de loin à nos eaux. Pendant ces sept années, nous n'avons jamais cessé de nous occuper de ce sujet, et d'y travailler selon nos faibles moyens.

L'Etude que nous présentons aujourd'hui est donc un rappel des travaux de nos illustres devanciers, et le résumé d'observations personnelles, faites pendant le cours de nos recherches. Ce que nous nous sommes efforcé de faire, c'est de donner le plus de renseignements possibles sur ces eaux sulfureuses et si notre but a été atteint, du moins en partie, nos espérances se trouvent complètement réalisées.

Il nous reste un devoir bien doux à remplir, celui d'exprimer notre reconnaissance à tous ceux qui nous ont aidé, par leurs conseils et leur science, dans la tache que nous avons entreprise.

M. le professeur Bouchardat, nous a fait le très grand honneur d'accepter la présidence de cette thèse et nous a fait trouver des documents très intéressants sur les sources d'Enghien. Qu'il veuille bien agréer l'hommage de notre profonde gratitude.

Nous exprimons nos sentiments de sincère reconnaissance à M. Guignard, professeur à l'Ecole supérieure de Pharmacie de Paris, qui a bien voulu nous admettre dans son laboratoire, et dont l'inépuisable bienveillance a été pour nous un stimulant précieux.

M. Radais, professeur agrégé à la même Ecole, nous a prodigué ses conseils si éclairés et nous a fourni de précieux documents sur les sulfobactéries. Qu'il nous soit permis de lui exprimer ici toute notre reconnaissance pour les preuves d'affection et d'intérêt qu'il n'a cessé de nous donner.

Nous remercions bien vivement notre excellent ami, M. Lecomte-Denis, ingénieur civil des Mines, qui a bien voulu nous communiquer ses notes inédites si intéressantes sur la géologie du bassin Enghiennois, et sur la formation des sources sulfureuses.

Enfin nous gardons un souvenir reconnaissant de tous nos anciens maîtres de l'Ecole supérieure de Pharmacie de Paris, dont le savant enseignement nous a permis d'entreprendre cette Etude.

CHAPITRE I

Des Eaux Sulfureuses en général. — Classification des Eaux Sulfureuses. — Leur Composition chimique.

Avant de traiter le sujet spécial qui nous intéresse, c'est-à-dire les Eaux sulfureuses d'Enghien, nous étudierons rapidement les eaux sulfureuses en général.

Si l'on consulte les ouvrages des chimistes du siècle dernier, on y trouve certains faits en désaccord complet avec nos idées actuelles.

Venel croyait que les propriétés thérapeutiques des eaux sulfureuses étaient dues à la présence de *l'air surabondant?* Macquer, dans son rapport à l'Académie de médecine sur l'eau d'Enghien, que venait de découvrir le Père Cotte, rapporta l'odeur de ces eaux au phlogistique à qui on attribuait, à cette époque, un rôle prépondérant en chimie.

On sait parfaitement aujourd'hui que les eaux sulfureuses sont caractérisées par la présence de l'acide sulfhydrique soit libre, soit combiné à des métaux alcalins, soit à ces deux états.

L'existence des eaux sulfureuses dans différentes parties du globe a donné lieu à des hypothèses nombreuses.

Certains chimistes se basant sur l'expérience de Lemery (Volcan de Lemery), ont cru voir là une image de la production des eaux sulfureuses. L'absence presque complète du fer dans ces eaux a dû faire éloigner cette hypothèse. D'autres auteurs ont pensé que ces eaux se forment de toutes pièces par l'union de leurs éléments. Une pareille hypothèse ne serait admissible que dans les lieux volcanisés où de semblables éléments se rencontrent dans des conditions favorables de température et de pression; or, bien souvent les eaux sulfureuses émergent de terrains secondaires ou tertiaires qui ne possèdent aucune chaleur, ou de terrains granitiques primordiaux qui ne contiennent aucun élément sulfureux primitif.

Meyer donne une explication assez ingénieuse de la

présence de ce qu'il appelle l'esprit sulfureux des eaux : pour lui, dans la précipitation du soufre par les acides, une partie est décomposée et changée en esprit sulfureux volatil.

D'autres hypothèses, qu'on a dû rejeter et qu'il serait superflu d'énumérer ici ont été proposées par Frémy, Bunsen, Sainte-Claire-Deville.

Enfin, après les travaux approfondis de Filhol Levieillard, Deyeux, Brongniart, Chevreul, puis plus tard de O. Henry père, Longchamps et Rivet sur les eaux sulfureuses froides, on a admis pour celles-ci la formation suivante :

Les eaux sulfureuses froides ont presque toujours pour éléments minéralisateurs les sulfures de calcium et de magnésium à côté de carbonates des mêmes bases et d'acides carbonique et sulfhydrique libre. On attribue aujourd'hui la présence de ces éléments à la réduction des sulfates de chaux, de magnésie et de soude par certains agents avides d'oxygène et à la production simultanée de sulfures, de carbonates, d'hydrogène sulfuré et d'acide carbonique.

D'autres expériences sont venues d'ailleurs appuyer cette hypothèse et montrer quel rôle important jouent les matières organiques ou plutôt certaines bactéries spéciales à ces matières organiques dans la réduction des sulfates en sulfures ; nous citerons le fait suivant, qui nous paraît le plus concluant : On a découvert, près de Bagnères-de-Bigorre, une source sulfatée (celle de Pinac), qui devenait *à volonté* sulfureuse suivant qu'on lui faisait traverser ou non un banc de tourbe.

Ce mode de production sulfureuse si fréquent ne fait plus de doute aujourd'hui, et la naissance d'un grand nombre d'eaux sulfureuses, calcaires, magnésiennes et même sodiques froides, à l'aide de ces causes secondaires est acceptée par tous les géologues.

Fontan, reprenant ces idées, et après avoir étudié les eaux sulfureuses de Belgique, d'Allemagne et de Savoie finit par adopter, pour celles dont nous venons de donner la formation, la dénomination d'eaux accidentelles, réservant celles d'eaux naturelles pour les eaux sulfureuses chaudes (de la chaîne des Pyrénées par exemple) qui émergent de terrains paléozoïques. Cette classification ne fut d'ailleurs acceptée que d'un petit nombre d'hydrologistes : l'existence séculaire de certaines sources froides ne saurait en effet prêter à la dénomination d'accidentelles qui paraîtrait désigner plutôt le résultat d'une cause éphémère. Nous verrons plus loin le sens qu'on doit attribuer dans ce cas à cette expression.

Nous n'avons parlé jusqu'à présent que de la formation des eaux sulfureuses froides; nous parlerons maintenant des eaux sulfureuses chaudes :

Il est maintenant reconnu que ces eaux sourdent de terrains primitifs et ont généralement comme principe minéralisateur le sulfure de sodium. Cependant avant d'arriver à ce résultat bien des opinions ont été émises.

Longchamps y admettait la soude à l'état caustique. Auglada et Aubergier pensaient qu'une portion de l'alcali était combinée à l'hydrogène sulfuré à l'état de monosulfure et une autre à l'acide carbonique. Fontan considérait d'une part la soude combinée à l'acide silicique et d'autre part l'hydrogène sulfuré à l'état de sulfhydrate de sulfure. Enfin O. Henry émit l'hypothèse suivante que nous considérons comme tout à fait admissible :

Dans l'ensemble des matières qui constituent les terrains secondaires et de transition, on remarque au milieu de bancs de houille, du sel gemme toujours accompagné de sulfate de soude : c'est là probablement que se forment les eaux alcalines sulfurées.

La présence de l'iodure de sodium dans un grand nombre d'échantillons de sel gemme et celle de l'iode dans les eaux sulfurées sodiques est un fait qui vient corroborer cette manière de voir.

A des profondeurs considérables, sous des influences particulières de chaleur et d'électricité, le sulfate de soude est décomposé par certains éléments hydro-carbonés de la houille, en sulfure de sodium et en carbonate de soude, puis même en une petite quantité de silicate de soude dont l'existence a été reconnue dans ces eaux. Ceci, d'ailleurs, permet d'expliquer pourquoi c'est du monosulfure de sodium et non de l'acide sulfhydrique ou du sulfhydrate de sulfure qu'on rencontre dans les eaux sulfureuses chaudes.

Les bactéries qui déterminent ainsi la réduction des sulfates n'agissent qu'indirectement par le *formène* qui est un des produits principaux de la fermentation de la cellulose (1).

Le raisonnement subsiste aussi bien pour les bancs de houille que pour les couches de lignites et de tourbe que peuvent traverser les eaux chargées de sulfates calcaires ou sodiques.

On peut donc dire qu'au point de vue géogénique, la formation des eaux sulfureuses, quelle que soit leur composition chimique et la nature du terrain qui les a produites est dû au même phénomène. Réduction des sulfates en sulfures sous l'influence d'un agent avide d'oxygène.

Nous ferons remarquer à ce sujet que presque toutes les eaux sulfureuses froides contiennent de l'hydrogène sulfuré libre. Certaines, même, ne sont minéralisées que par ce gaz. Ce fait est dû à la présence de l'acide carbonique dissous dans l'eau, qui décompose les sulfures pour donner des carbonates et de l'hydrogène sulfuré. Si la quantité d'acide carbonique est considérable la décomposition est complète et on ne retrouve plus à l'analyse aucune trace de sulfures. Si, au contraire, l'acide carbonique est en faible quantité, on trouve l'hydrogène sulfuré à l'état gazeux et à l'état de sulfure.

On peut classer les Eaux sulfureuses en trois groupes :

1° Eaux sulfhydriquées ;

2° Eaux sulfurées :

3° Eaux sulfhydriquées sulfurées.

----

(1) Voir plus loin au chapitre Géogénie l'expérience de Hopp Seyler.

. — Les eaux sulfhydriquées contiennent généralement les produits suivants :

Hydrogène sulfuré libre.

Acide carbonique.

Azote.

Bicarbonate de soude.

— chaux.

Chlorure de sodium.

Comme exemple nous citerons les eaux d'Allevard.

II. — Les eaux sulfurées contiennent :

Sulfure de sodium.

— de potassium.

Carbonate de soude.

Sulfate de soude.

Chlorure de sodium.

Silicate de soude.

Exemple : Les eaux des Pyrénées.

III. - Les eaux sulfhydriquées sulfurées contiennent :

Hydrogène sulfuré libre.

Acide carbonique.

Sulfure de calcium.

Sulfure de magnésium.

Sulfate de chaux.

— de soude.

— de magnésie.

Chlorure de sodium.

Exemple : Les eaux d'Enghien

A cette classification, nous pouvons ajouter les eaux sulfureuses qui sont en partie dégénérées et dont on trouve beaucoup d'exemples dans les Pyrénées. Leur teneur est variable. Nous en citerons deux types.

N° 1

Polysulfure de sodium.

Carbonate de soude.

Chlorure de sodium.

Sulfate de soude.

N° 2

Hyposulfite de soude.
Bicarbonate de soude.
      —   de chaux.
Sulfate de soude.
Sulfate de chaux.
Chlorure de sodium.

Puis, enfin, comme annexe, les eaux sulfureuses ren·
fermant, en outre, des iodures et des bromures.

On en cite même qui sont arsenicales. Quant à l'acide
borique, à la lithine, aux phosphates, etc., qu'on reconnaît
quelquefois dans certaines eaux sulfureuses, ils ne sont
qu'en traces très minimes et sans importance probable
au point de vue de la thérapeutique; leur intérêt se rat-
tache plus à la géologie, car on peut lier leur présence à la
décomposition des micas de certaines roches granitiques
d'où émerge ces sources sulfureuses.

CHAPITRE II

Historique d'Enghien. — Sa Situation géographique
Découverte des Eaux sulfureuses.

Nous n'avons pas ici la prétention de faire une description d'Enghien. La beauté de son site, le charme de son lac, l'excellence de son climat, ont été vantés par des plumes plus autorisées que la nôtre, pour ne citer que : Alexandre Dumas père, Balzac et Reveillé Parise. Nous nous contenterons de faire un aperçu historique de la ville d'Enghien, et nous nous attacherons surtout à l'histoire de ses sources.

La ville se trouve située dans une vallée qui s'étend depuis le contrefort formé par les côteaux de Montmorency et qui se continue jusqu'à la Seine au sud et à l'est et jusqu'aux collines de Sannois et d'Argenteuil à l'ouest.

Jusqu'en 1850, l'agglomération d'Enghien qui ne comprenait que quelques maisons d'habitation et de plaisance, dépendait du bourg de Deuil. Une loi, en date du 7 août 1850, lui donnait enfin son autonomie et M. de Cursay, alors propriétaire de l'Etablissement thermal et maire de la nouvelle commune, présidait quelques jours après la première séance du Conseil municipal, dans une salle des Quatre Pavillons, qui devait servir de mairie provisoire.

Cependant Enghien était connu depuis longtemps déjà ; les baigneurs et les promeneurs y affluaient, surtout depuis la guérison que Louis XVIII devait à la bienfaisance de ses eaux (1821).

En effet, en 1776, le Père Cotte, prêtre de l'Oratoire de Montmorency et physicien distingué, découvrait entre les pièces de bois et les pierres de la bonde du lac, une source d'eau d'une odeur spéciale et qui, mélangée à celle du lac, formait ce qu'on appelait dans le pays le ruisseau puant.

Un mémoire de Cotte fut présenté par l'abbé Nollet à l'Académie des sciences qui, intéressée par cette découverte, chargea le chimiste Macquer de l'étudier et d'adresser un rapport à ce sujet.

Quelque temps plus tard (1788), Fourcroy, Vauquelin et Delaporte, publiaient la première analyse d'Eau d'Enghien.

Quelques malades vinrent alors demander la guérison à ce nouveau médicament naturel; mais la Révolution éclata et Cotte mourut avant d'avoir vu s'élever, grâce à l'activité et au désintéressement de M. Péligot, le premier établissement thermal (1821).

CHAPITRE III

Constitution géologique du bassin Enghiennois

Les eaux sulfureuses d'Enghien appartiennent, en géologie, à la période tertiaire.

Il nous paraît donc utile de rappeler brièvement les principaux étages qui constituent cette phase de la forma_tion de notre globe, afin de désigner clairement le niveau auquel émergent les sources qui nous occupent.

On sait que, d'une manière générale et en suivant l'ordre vertical de bas en haut, la période tertiaire comprend trois étages bien caractérisés : l'Eocène, le Miocène et le Pliocène. Ces deux derniers ne sont aucunement représentés à Enghien ou, du moins, les remaniements postérieurs à leur formation, qu'ils ont eu à subir les ont transformés de telle sorte qu'il est absolument impossible d'en reconnaître les éléments distinctifs.

Le bassin de Paris porte, on le sait (1), la trace d'un léger plissement tertiaire ; mais nulle part celui-ci n'atteint assez d'intensité pour produire des fractures hydro-thermales, et l'on ne trouve à y signaler que des eaux séléni_teuses ou sulfurées calciques accidentelles en relation avec le terrain gypseux (2).

Le groupe le plus important de ces eaux est celui d'Enghien dont nous nous occupons exclusivement ici.

La coupe de l'Eocène dans le bassin de Paris, devenue classique dès le commencement de ce siècle par les savantes descriptions qu'en ont donné Cuvier et Brongniard comprend les termes suivants :

---

(1) Dollfus. — *Les ondulations des couches tertiaires dans le bassin de Paris.*

(2) de Launay. — *Captage des sources minérales.*

— 16 —

Éocène (1) { Parisien {	Ligurien.....	Calcaire lacustre de la Brie. Glaises vertes et marnes à cyrènes. Marnes supragypseuses. Gypse.
	Bartonien....	Calcaire lacustre de Saint-Ouen. Sables de Beauchamps.
	Lutétien.....	Calcaire grossier.
Suessonien {	Yprésien.....	Sables du Soissonnais.
	Sparnacien...	Argiles et lignites.
	Maudunien...	Marnes de Meudon et sables de Bracheux.

Presque tous ces étages, quoique toujours représentés sous une forme ou sous une autre, offrent des différences d'épaisseur considérables suivant leur lieu de dépôt. De plus, la fréquence des alternatives de facies marin et de facies lacustre semble indiquer qu'on se trouve en présence de nombreux rivages et d'une époque féconde en remaniements sédimentaires.

A Enghien, la coupe géologique est la suivante :

Altitude moyenne : 40ᵐ95 au-dessus du niveau de la mer.

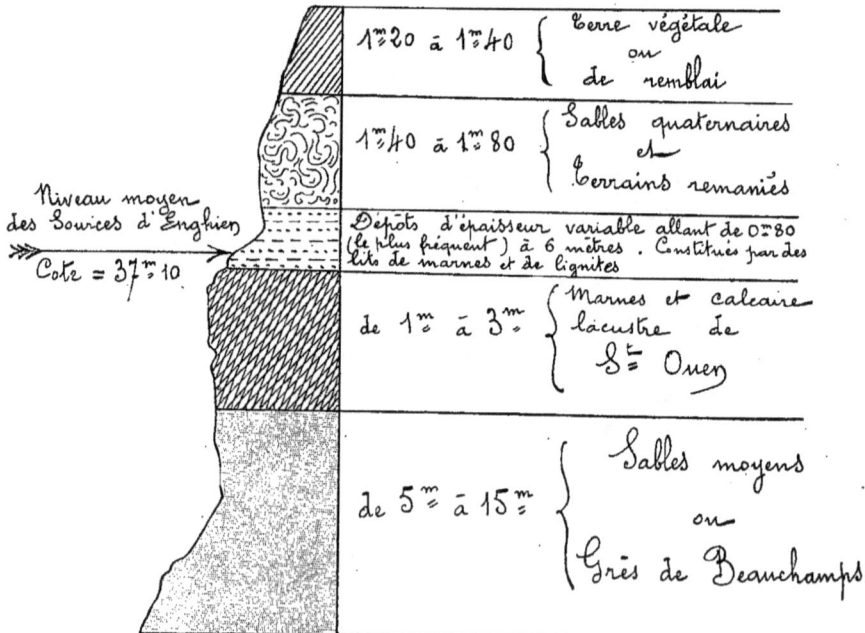

(1) de Lapparent -- *Traité de Géologie*

De ces différents dépôts, le seul qui paraisse n'avoir subi aucune altération postérieure à sa formation est celui désigné sous le nom de sables de Beauchamps. Tous les autres ont été atteints par les phénomènes d'érosion dont nous allons parler tout à l'heure.

La carte géologique qui suit montre l'emplacement de ces dépôts dans la région avoisinant Enghien (1).

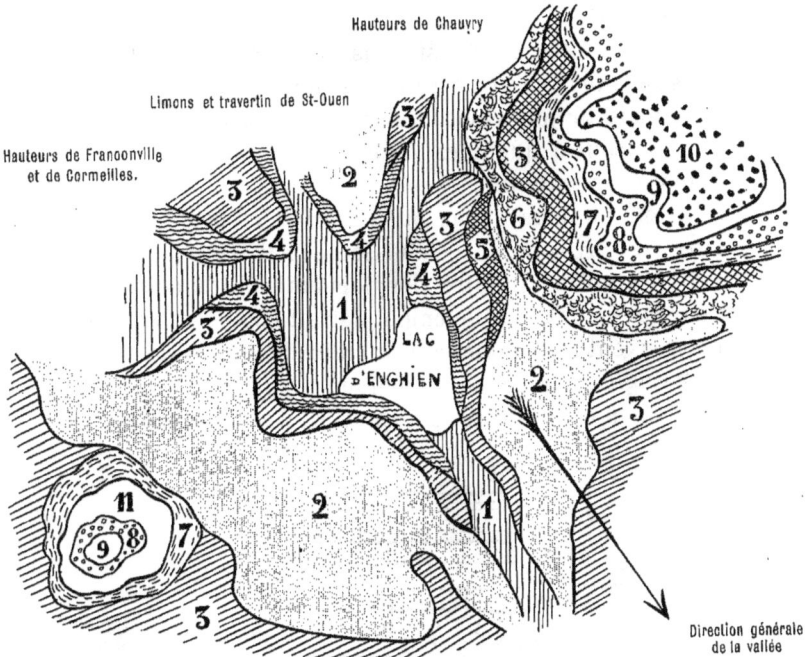

NOTICE

1. Alluvions modernes et tourbes.
2. Sables et graviers.
3. Sables infragypseux et marnes.
4. Travertin et marnes de Saint-Ouen.
5. Gypse.
6. Eboulis. — Dépôts meubles sur les pentes.
7. Marnes blanches.
8. Marnes et glaises vertes.
9. Sables et grès de Fontainebleau.
10. Marnes sableuses.
11. Marnes et calcaire de la Brie.

La direction générale de la vallée est N.-O.-S.-E. Elle est remplie de limons et d'alluvions modernes en même temps que de débris quaternaires, indiquant de la façon la plus claire, par les limites excessivement sinueuses des dépôts ainsi que par leur division, l'existence de courants qui formaient d'immenses lacs et marais comblés, au fur et à

(1) Dollfus - *Carte géologique de Paris et de ses environs*

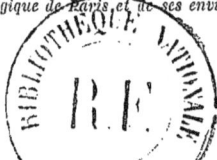

mesure, par les érosions. Sur les hauteurs, de chaque côté de la vallée, les dépôts sont identiques et bien en place.

Après le dépôt de *Sables de Beauchamps*, dépôt complètement marin, richement représenté dans la contrée et d'une épaisseur variant de 5 mètres à 15 mètres, avec une faune remarquable, le facies lacustre reprend le dessus avec le *Calcaire lacustre de Saint-Ouen* (Travertin inférieur des auteurs).

A Enghien ce dépôt est constitué par un ensemble de masses jaunâtres et de calcaires tantôt marneux, tantôt durs, mais toujours peu fossilifères. Nous y avons cependant rencontré quelques *limnea longiscata* ainsi que le *Planorbis rotondatus*.

Partout où nous avons pu l'observer, et principalement dans les environs de l'établissement thermal, ce dépôt, bien qu'en place, montre des phénomènes de bouleversement qui en ont complètement détruit l'homogénéité et le font souvent ressembler à un terrain de remblai.

A Enghien, la coupe géologique du calcaire lacustre de Saint-Ouen est la suivante d'après M. d'Orbigny (1).

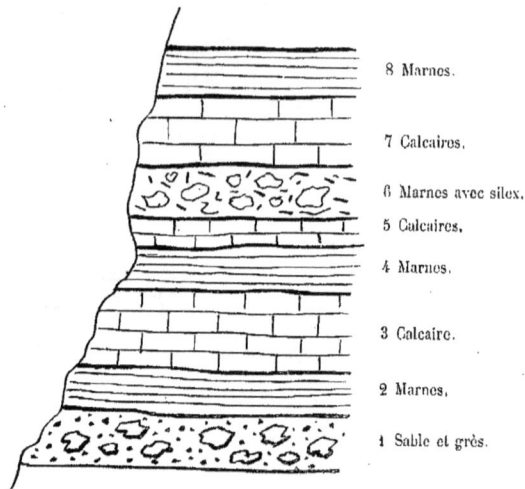

8 Marnes.

7 Calcaires.

6 Marnes avec silex.

5 Calcaires.

4 Marnes.

3 Calcaire.

2 Marnes.

1 Sable et grès.

---

(1) Géologie des environs de Paris par Stan. Meunier.

A Enghien, la couche que nous avons pu plus spécia-
lement étudier est la couche n° 7. C'est à peu près partout
un banc de calcaire plutôt marneux et quelquefois bréchi-
forme.

En certains endroits il renferme des rognons de silex
melinite, passant rarement au silex nectique et fréquemment entouré de magnésite d'une couleur gris-rosâtre ou
brunâtre.

La couche n° 8 a partout été modifiée ce qui se comprend aisément étant donné son peu de consistance. A
notre avis, le gypse, le calcaire de la Brie et la plupart des
dépôts miocènes et pliocènes se sont effectués normalement au-dessus du calcaire lacustre, mais l'activité extra
ordinaire imprimée aux précipitations atmosphériques par
le changement momentané du climat au début de l'époque
quaternaire a permis aux phénomènes d'érosion et d'allu-
vionnement de se manifester sur une échelle grandiose.

Déjà, d'ailleurs, suivant de Lapparent (1), la fin de la
période miocène et toute la durée du pliocène auraient été
employées à préparer le régime orographique et hydro-
graphique actuel.

Après quoi l'exagération du climat humide qui avait
régné jusqu'alors, donna naissance à des cours d'eau
largement alimentés qui remaniaient et déplaçaient les
alluvions précédemment déposées.

En même temps, sous l'influence du ruissellement, les
eaux pluviales dégradant les pentes, amenaient dans les
vallées qui se creusaient, des débris des végétaux qui formaient les immenses forêts quaternaires.

C'est ainsi qu'à Enghien, au-dessus du *Calcaire lacustre
de Saint-Ouen* trouvé en place dans la plupart des sondages,
se trouve une couche d'épaisseur variable de terrains remaniés qui paraissent provenir de la démolition, par les eaux
quaternaires, des côteaux voisins où affleurent les masses
de gypse, les marnes vertes, les sables de Fontainebleau

---

(1) De Lapparent. — *Traité de Géologie.*

et les argiles à meulière supérieures surmontées d'une couche de limon des plateaux.

Au premier abord on peut être tenté de confondre ces terrains remaniés avec les sables et dépôts miocènes, mais il nous paraît infiniment plus probable, sinon évident, que cette série de couches appartient bien à la période quaternaire.

Le groupe des sables miocènes occupe, en effet, partout aux environs d'Enghien un horizon beaucoup plus élevé (de 50 mètres au moins) que celui du calcaire lacustre de Saint-Ouen, et l'on ne trouve à la surface du sol, l'indice d'aucune dislocation qui ait pu avoir pour effet de modifier les rapports stratifiables de ces différents étages tertiaires.

Ajoutons que si, par quelques-uns de leurs caractères minéralogiques, les couches que nous considérons comme quaternaires rappellent beaucoup les couches marneuses et sableuses de l'étage tertiaire moyen, on observe aussi dans la disposition des éléments constitutifs, des différences notables, toutes circonstances qui s'expliquent d'elles-mêmes en admettant qu'il s'est produit, sous l'influence des courants quaternaires une sorte de remaniement des couches tertiaires les plus élevées que des érosions successives ont transportées au fond de la vallée d'Enghien.

Il est à remarquer d'ailleurs (1) que le lac d'Enghien constitue un point particulièrement bas, géologiquement, dans le bassin Parisien : la côte d'altitude du calcaire de Saint Ouen y est notablement inférieure à ce qu'elle est partout ailleurs dans les environs.

Le lac occupe ainsi le fond d'une sorte d'entonnoir bien marqué ; c'est ce qui explique la présence de tous ces terrains remaniés dont nous avons parlé. Que cette circonstance ait affaire ou non avec la présence des sources minérales, il nous a paru cependant intéressant de le signaler.

_____

(1) S auv age. — *Annales de mines*, t. XVIII, 7ᵉ série.

CHAPITRE IV

Géogénie des Sources minérales d'Enghien

Les eaux sulfureuses d'Enghien constituent une nappe souterraine qui vient affleurer le long du bord occidental du lac. Le niveau moyen de cette nappe paraît voisin de la côte 37^{m}10 au-dessus du niveau de la mer. Elle se relève vers le nord, suivant en cela le relief du terrain.

Les eaux sulfureuses paraissent, en général, au contact du calcaire lacustre de Saint-Ouen et des terrains remaniés qui le recouvrent. Voici la théorie géogénique la plus généralement admise pour expliquer la formation de ces eaux sulfureuses dans le bassin parisien.

Les marnes quaternaires d'Enghien contiennent beaucoup de sulfate de chaux et des amas de matières organiques d'origine végétale irrégulièrement disséminés. C'est à cet endroit que se forment les eaux qui nous occupent.

En effet, Hoppe Seyler a constaté que lorsque la cellulose fermente dans une eau chargée de gypse, il se produit de l'hydrogène sulfuré. Dans une eau sans gypse il ne se dégage que du formène et de l'acide carbonique. Dans le premier cas, le gaz des marais, à l'état naissant, réduirait le sulfate suivant l'équation :

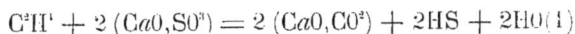

$$C^2H^4 + 2\,(CaO,SO^3) = 2\,(CaO,CO^2) + 2HS + 2HO\,(1)$$

Il nous paraît cependant difficile d'admettre le rôle réducteur qu'on fait jouer dans ce cas au formène; nous ne connaissons pas, en effet, d'exemple de ce phénomène de réduction. Il est infiniment plus probable que pendant la formation de ce carbure, l'hydrogène au lieu de se porter sur le carbone, vient agir directement sur le sulfate de chaux pour donner de l'eau et du sulfure de calcium; puis l'acide carbonique intervenant à son tour, transforme ce

---

(1) Bourquelot. — *Thèse d'agrégation* 1889.

dernier, en totalité ou en partie, en hydrogène sulfuré et carbonate de chaux.

De là production, comme nous l'avons déjà dit, d'une eau chargée d'acide sulfhydrique, d'acide carbonique, de carbonate de chaux et de sulfure de calcium.

De là aussi la qualification d'eau accidentelle, attribuée aux eaux sulfureuses froides ; Fontan admettant, en effet, que les eaux sulfureuses chaudes (dites naturelles) se forment par l'union même de leurs éléments primordiaux.

Nous avons d'ailleurs suffisamment démontré dans un précédent chapitre combien fausse était cette hypothèse.

On peut dès lors être étonné de l'abondance des eaux minérales ainsi formées ; on s'en rend compte en étudiant les autres nappes aquifères de la contrée; les sables et les grès de Beauchamps sur lesquels repose la mince couche de calcaire lacustre de Saint-Ouen signalée à Enghien, laissent passer une nappe ascendante d'eau douce dont le niveau est, près de l'établissement thermal, de 38^{m}75. Vers l'extrémité nord du lac, ce niveau se relève à 41 mètres et les eaux deviennent jaillissantes (1).

De là, sans doute, les infiltrations superficielles assez abondantes et probablement même la formation du lac d'Enghien La nappe d'eau sulfureuse s'alimente par infiltration de ces eaux à travers les terrains quaternaires et la masse fissurée en tous sens des marnes du calcaire lacustre de Saint-Ouen (2).

D'un autre côté, le débit général est naturellement fonction des précipitations atmosphériques par infiltration directe, mais les nombreuses observations que nous avons pu faire à ce sujet n'indiquent pas une proportionnalité cons-

---

(1) L'application de ce phénomène géologique se trouve dans les cressonnières de St-Gratien qui sont presqu'uniquement alimentées par plus de 150 puits artésiens pris dans cette nappe.

D'ailleurs à l'extrémité sud du lac, dans les terrains encore en contre-bas et qui n'ont pas été remblayés tels qu'au chalet Talma et dans certaines maisons de la rue des Thermes, le calcaire lacustre, très peu épais, a été traversé avec la plus grande facilité et l'eau jaillit au-dessus du sol.

(2) Sauvage. — Op. cit.

tante — loin de là — entre le débit et la hauteur d'eau tombée.

C'est souvent après un temps très long et toujours très variable qu'on s'aperçoit d'une variation en plus ou en moins dans le débit des sources, comparé à l'état de l'atmosphère.

Une influence bien plus considérable, très caractéristique, et plus facile à observer, provient de la pression même des terrains traversés de haut en bas par l'eau d'infiltration, sur la mince couche ligniteuse et marneuse qui sert, pour ainsi dire, de réservoir à l'eau sulfureuse ; et principalement de la pression hydrostatique du lac lui-même.

Lorsque, pour une cause quelconque, on baisse les eaux du lac au-dessous de leur étiage moyen, immédiatement le débit des sources diminue d'une manière très sensible.

Si, comme cela arrive tous les cinq ans, on procède à la mise à sec pour la pêche, alors le débit devient presque nul.

Cette influence plus directe de la pression hydrostatique du lac s'explique aisément par suite de l'état dans lequel se trouvent les marnes du fond du lac au-dessous desquelles émergent les griffons sulfureux.

Ces marnes sont absolument délitées par infiltration d'eau jusqu'à une certaine profondeur et sont meubles à leur partie supérieure.

La pression s'exerce donc avec une facilité extrême sur la couche sulfureuse. Néanmoins les marnes offrent une consistance plus que suffisante pour s'opposer au passage des eaux douces du lac.

Toutes les eaux sulfureuses d'Enghien appartiennent donc bien à une nappe unique malgré les variations dans la teneur sulfhydrométrique dues à l'infiltration plus ou moins grande des eaux de la surface et provenant des précipitations atmosphériques actuelles, ainsi que de la facilité d'écoulement plus ou moins grande que rencontrent les courants liquides arrivant tout d'abord de bas en haut, puis pénétrant ensuite de haut en bas les terrains remaniés au travers de leurs multiples dislocations.

D'un autre côté nous avons pu constater que la richesse sulfhydrométrique des diverses sources était variable avec l'état général de l'atmosphère : la sulfuration diminue légèrement pendant les temps pluvieux et augmente lorsque le débit diminue.

On a également prétendu que la sulfuration variait avec la quantité d'électricité atmosphérique ; nous n'avons pu malheureusement vérifier la valeur de cette assertion.

Mais une autre observation très intéressante que nous devons signaler, c'est que la richesse sulfhydrométrique varie avec le niveau d'émergence de la source.

Par suite des dislocations produites par les érosions, les couches ligniteuses et marneuses formant la nappe unique dans laquelle se forme l'eau sulfureuse sont loin d'être homogènes et n'ont ni une épaisseur constante ni un niveau invariable. Il est même presque certain qu'en de nombreux points la couche doit former poche. C'est ce qui expliquerait la différence de débit des différentes sources, car elles sont amenées à l'établissement thermal par simple différence de niveau, ce n'est pas les quelques centimètres qui séparent leur point d'émergence qui pourraient faire varier le débit de 2 à 20 suivant les sources.

En outre des pressions hydrostatiques qui peuvent se manifester différemment en deux points différents, il y a certainement une autre cause qui intervient et qui doit être à notre avis la différence de capacité du réservoir immédiat d'où sort la couche considérée.

Malgré les faibles moyens mis à notre disposition pour le constater, nous croyons pouvoir poser en principe que *la richesse sulfhydrométrique croît avec la profondeur à laquelle émergent les griffons des sources.*

Cela paraît évident *à priori* étant donné la différence de densité des dissolutions plus ou moins sulfureuses, mais la richesse croît beaucoup plus vite que ne le permettrait l'ordre des densités.

D'ailleurs cette hypothèse est confirmée par les recherches expérimentales de Winosgradsky sur la fermentation
de fond donnant les phénomènes réducteurs déjà signalés.

C'est ainsi que si l'on range les sources d'Enghien d'après
leur richesse sulfhydrométrique; elles se trouvent du coup
rangées d'après leur point d'émergence. Si l'on met en
regard les richesses relatives en soufre, on est frappé de la
régularité de la loi énoncée en même temps que de la rapidité de progression de cette richesse.

Le tableau suivant donne ces différents chiffres :

Source	Degré sulfhydrométrique moyen	hauteur du point d'émergence
Deyeux........	30	.... 37^m40
Peligot........	32	.... inconnu
Du Roy........	38	.... 37^m35
Du Nord.......	40	.... 37^m25
Des Roses.....	40	.... 37^m20
De la Pêcherie.	42	.... 37^m10
Coquil........	42	.... inconnu
Du Lac........	56	.... 36^m30

Il est également à considérer que de toutes les sources,
celles qui offrent la plus grande constance de débit, quels
que soient les phénomènes atmosphériques et même le
niveau du lac sont les sources de la Pêcherie et la source
du Lac.

Déjà, en 1860, M. de Puisaye, médecin inspecteur des
eaux d'Enghien, avait constaté l'invariabilité absolue du
débit de la source de la Pêcherie et la constance de son
degré sulfhydrométrique.

Nous avons pu faire la même remarque pour la source
du Lac pendant les années 1897 et 1898

Cela semblerait prouver que ces sources étant à une
plus grande profondeur sont beaucoup moins influencées
par les variations atmosphériques.

Ce qui corrobore bien l'hypothèse de la formation de la
nappe sulfureuse d'Enghien telle que nous l'avons admise,
c'est que les sondages opérés à une certaine distance du

lac, là où la couche ligniteuse a disparu complètement ou en partie, n'ont jamais donné de résultat pratique. Le dépôt ligniteux s'est, en effet, effectué principalement au fond de l'immense cuvette que les premiers soulèvements pliocènes avaient déjà formée lors du léger plissement tertiaire qui a déterminé les ondulations avoisinantes. Ce dépôt se relève tout autour du lac et principalement au nord ainsi que nous l'avons déjà dit.

Or, les sondages, soit pour des puits particuliers, soit pour la construction de villas ou d'égouts, soit enfin pour les recherches mêmes de sources nouvelles ont démontré que les bords de la cuvette dont nous avons parlé plus haut étaient à environ 100 à 120 mètres des bords du lac actuel.

Tout forage exécuté dans ces limites doit rencontrer la nappe sulfureuse qui est théoriquement plus mince et moins riche à mesure que l'on s'éloigne des berges du lac. Cette hypothèse s'est trouvée démontrée par la découverte de sources des Roses, Coquil et du Nord.

Les sondages effectués, en 1862 et 1863, par M. Dru, ayant montré avec une certitude absolue que la nappe sulfureuse était enfermée dans des limites assez étroites on était à peu près assuré qu'il n'existait aucune source exploitable en dehors de cette limite. Nous disons à peu près, car la séparation entre la zone minérale et la zone stérile est subordonnée à la fois au relief du sol et au développement plus ou moins considérable du terrain quaternaire qui occupe les bords de la dépression au fond de laquelle se sont rassemblées les eaux du lac. Il peut, en effet, exister en dehors de la zone plus particulièrement sulfureuse des filets ou des courants qui viennent alimenter celle-ci. Mais on peut considérer que ces courants sont à la masse principale ce que sont aux amas métallifères les ramifications irrégulières qui viennent s'y rattacher.

CHAPITRE V

Propriétés Physiques et Chimiques
des Eaux d'Enghien

L'eau d'Enghien prise au point d'émergence est parfaitement incolore et limpide ; exposée pendant un certain temps à l'air, elle laisse échapper une partie de ses gaz, se trouble et abandonne un précipité blanchâtre. L'odeur rappelle franchement l'hydrogène sulfuré La saveur est fraîche et caractéristique. La réaction est très légèrement acide au point d'émergence, mais devient alcaline au bout de peu de temps ; nous reviendrons sur ce fait dans le chapitre suivant. La densité varie non seulement suivant les sources mais encore pour une même source, suivant des circonstances indéterminées. Le degré de sulfuration varie peu pour la même source.

La température d'émergence est sensiblement la même pour toutes les sources et varie de 10° à 14° c. ; elle est indépendante de la température extérieure.

Leconte et de Puisaye prétendent que la lumière est sans action sur les eaux mises à l'abri du contact de l'air. Nous sommes au contraire persuadés, et ce après de nombreuses expériences, que la lumière a une action considérable sur ces eaux. Il suffit pour s'en convaincre de remplir le même jour, à la même source et avec les mêmes précautions deux flacons semblables, laisser l'un à la lumière et enfermer l'autre dans un endroit sec à l'abri de la lumière. Au bout de six mois, le dosage sulfhydrométrique donne une quantité presque nulle d'hydrogène sulfuré total pour le premier, tandis que pour le second le dosage donne sensiblement le même résultat que celui qui a été fait le jour de l'embouteillage.

D'après de Puisaye, l'électricité donne des résultats assez curieux ; l'odeur serait sensiblement modifiée, le principe sulfureux doit être également profondément atteint, car l'eau soumise à l'action d'un courant électrique se conserve paraît-il au contact de l'air, tandis que dans les mêmes circonstances l'eau prise à la source perd de ses propriétés en moins de quarante-huit heures.

La chaleur agit différemment suivant qu'on chauffe à l'air libre ou en vase clos. Dans le premier cas, l'eau perd tout son principe sulfureux, tandis qu'elle le conserve presqu'intégralement dans le second si l'on a soin de laisser refroidir et d'agiter avant de déboucher.

L'oxygène et l'air agissent très rapidement sur l'eau d'Enghien et lui font subir une altération profonde. Elle commence à se troubler et perd une partie de son principe sulfureux. Au bout d'un temps assez long il se forme à la surface du liquide une pellicule blanche qui, au point de vue chimique, est composée de sulfate et de carbonate de chaux, de soufre à l'état natif et d'une matière organique spéciale. Nous reviendrons sur ce sujet dans un prochain chapitre. Cette pellicule se forme surtout et atteint une assez grande épaisseur dans le puits central et sur les sources dont le débit est faible.

L'iode, le chlore et le brome décomposent l'eau d'Enghien pour former, avec l'hydrogène du gaz sulfuré, des hydracides correspondants.

Les acides en général précipitent le soufre à l'état pulvérulent.

L'arsenic et ses composés oxygénés donnent du sulfure jaune d'arsenic.

Presque tous les métaux sont attaqués et donnent des sulfures métalliques.

L'or, sans être attaqué précisément, prend une teinte plus rouge.

Il est un autre phénomène dont nous devons parler ici. On sait que lorsqu'une eau contenant en solution de l'hydrogène sulfuré se trouve au contact de l'air, celui-ci se charge du gaz sulfhydrique. Si ce mélange de gaz vient à rencontrer un corps poreux ou certaines matières solides peu compactes, les dépôts calcaires des tuyaux de conduite par exemple, l'oxygène réagit sur l'hydrogène sulfuré pour donner de l'eau et de l'acide sulfurique qui s'unit aux bases présentes pour donner des sulfates acides.

Nous avons pu contrôler ce fait au mois de juin 1895 dans des conditions assez originales; En voulant réamorcer la source du nord abandonnée depuis longtemps, on constata, après une heure d'écoulement environ, que l'eau amenée par les conduits dans le puits central était fortement acide; les réactifs ordinaires décélèrent la présence de l'acide sulfurique. L'eau ne contenait plus traces d'hydrogène sulfuré. Après un temps d'écoulement assez long, l'eau amenée devint de moins en moins acide en même temps qu'elle devenait plus sulfureuse, et deux jours après était complètement normale.

Nous donnons ci-dessous un TABLEAU COMPARATIF des Analyses les plus connues des EAUX D'ENGHIEN

SUBSTANCES TROUVÉES DANS L'EAU D'ENGHIEN	1 FOURCROY Source du Roy	2 LONGCHAMP Source du Roy	3 FRÉMY S. de la Pêcherie pour boisson	3 FRÉMY S. de la Pêcherie pour bains	4 O. HENRY FILS Source du Roy	4 O. HENRY FILS S. de la Pêcherie	OBSERVATIONS
Azote..............	»	0gr.0088	0gr.02	0gr.026	0gr.017	0gr.010	1. Fourcroy n'admettait pas l'hydrogène sulfuré combiné.
Acide sulfhydrique libre	0gr.037	0gr.0160	0gr.030	0gr.057	0gr.018	0gr.016	
» carbonique......	0gr.202	0gr.0904	0gr.209	0gr.402	0gr.248	0gr.254	
Sulfure de calcium.....	»	0gr.0920	0gr.104	0gr.079	0gr.016	»	2. Longchamps donne les résultats en carbonates et non en sous-carbonates ; ce qui explique que dans cette analyse la quantité de carbonate est plus forte et celle d'acide carbonique plus faible que dans les autres.
» de magnésium .	»	»	»	0gr.105	0gr.101	0gr.119	
» de potassium...	»	0gr.0007	»	»	»	»	
Chlorure de sodium....	0gr.027	»	»	0gr.017	0gr.050	0gr.0205	
» de magnésium	0gr.051	0gr.0107	0gr.028	0gr.100	0gr.010	»	
» de potassium .	»	0gr.0423	»	»	»	»	3. Frémy nous donne là, non pas la quantité en H S libre, mais en H S total. La quantité énorme de sulfate de chaux est attribuable à la même cause que plus haut.
Sulfate de magnésie....	0gr.082	0gr.0470	0gr.430	0gr.024	0gr.105	0gr.075	
» de chaux.......	0gr.372	0gr.1210	0gr.290	1gr.280	0gr.450	0gr.061	
» de potasse......	»	0gr.0423	»	»	»	»	
S/-carbonate de chaux...	0gr.260	0gr.4686	0gr.340	0gr.322	0gr.330	0gr.400	4. Cette analyse fut faite en 1822-1823 à l'époque de la création de l'Établissement; on a fait à cette époque beaucoup de conduits et d'ouvrages en maçonnerie, ce qui explique la quantité de sulfate de chaux.
» » de magnésie	0gr.018	0gr.0525	0gr.060	0gr.160	0gr.038	0gr.030	
» » de fer.....	»	»	0gr.003	0gr.035	»	»	
Silice................	traces	0gr.0521	0gr.000	0gr.030	0gr.040	0gr.051	
Aluminium...........	»	0gr.0408	»	»	»	»	
Matières organiques....	traces	traces	0gr.030	0gr.045	traces	0gr.025	

CHAPITRE VI

Analyse qualitative

Recherches des gaz dissous. — Si l'on emplit complètement d'eau d'Enghien un ballon terminé par un tube abducteur dont l'extrémite va plonger dans une cuve pleine de la même eau sulfureuse, de telle sorte qu'on puisse recueillir dans une éprouvette les gaz qui s'échappent en chauffant le ballon, on constate, une fois l'éprouvette remplie, qu'elle contient un mélange de trois gaz.

En effet, si l'on fait entrer dans l'éprouvette un cristal de sulfate de cuivre, on voit le volume du gaz diminuer en même temps que le cristal se couvre d'une couche noire. Lorsque le volume du gaz ne diminue plus, on remplace le sulfate de cuivre par une pastille de potasse caustique; on constate alors une nouvelle diminution de volume. Enfin il ne reste plus dans l'éprouvette qu'un très petit volume de gaz sur lequel n'agit ni le phosphore ni l'oxygène qu'on fait passer dans l'éprouvette.

Si l'on a eu le soin de recueillir le résultat des deux opérations précédentes, on peut constater que le cristal de cuivre est recouvert d'une couche de sulfure et que la pastille de potasse s'est en partie transformée en carbonate de potasse. Quant au gaz qui reste dans l'éprouvette, il éteint les corps en combustion et ne trouble pas l'eau de chaux.

On se trouve donc en présence d'un mélange de trois gaz: hydrogène sulfuré, acide carbonique et azote.

Lorsque les gaz ont été complètement chassés par la chaleur, on peut constater un dépôt assez considérable qui, traité par l'eau acidulée, se dissout avec mise en liberté d'acide carbonique, réaction habituelle des carbonates.

Action sur le tournesol. — Le papier de tournesol, de

teinte violacée, c'est-à-dire absolument neutre et pouvant servir, avec une égale sensibilité, à décéler les acides et les bases, prend lorsqu'on le plonge dans l'eau d'Enghien, une très légère teinte rouge qui disparaît peu à peu et passe ensuite au bleu léger.

Ces différentes colorations ne peuvent être observées qu'avec un papier extrêmement sensible. Elles démontrent la présence d'un corps gazeux acide dont le dégagement au contact de l'air permet aux substances alcalines de réagir à leur tour sur la matière colorante végétale.

On arrive aux mêmes conclusions avec la phtaléïne du phénol qui, versée dans l'eau d'Enghien, ne donne aucune coloration qu'un blanc laiteux qui devient légèrement rosé si on laisse le mélange exposé à l'air.

D'ailleurs, l'eau d'Enghien dont on a chassé les gaz par l'ébullition a une réaction alcaline.

Recherche des acides. — L'eau de chaux versée dans l'eau d'Enghien se trouble, mais reprend sa limpidité si l'on ajoute une nouvelle quantité d'eau sulfureuse. Cette réaction caractérise l'acide carbonique libre.

Le chlorure de baryum ou l'azotate de baryte produisent un précipité blanc assez abondant, soluble en partie dans l'acide azotique, nous décelant ainsi les sulfates et les carbonates.

L'azotate d'argent ajouté à l'eau additionnée de quelques gouttes d'acide azotique et bouillie donne un précipité blanc de chlorure d'argent soluble dans l'ammoniaque, réaction des chlorures.

La réaction des phosphates par l'azotate d'urane ou la liqueur ammoniaco-magnésienne reste négative. Ce fait mérite d'être noté, car toutes les eaux qui coulent sur le gypse contiennent des phosphates, et certaines eaux des puits de Paris en contiennent des quantités assez considérables.

L'azotate de plomb acidulé donne un précipité noir de sulfure de plomb indiquant la présence de l'hydrogène sulfuré libre ou à l'état de sulfure.

Recherche des Bases. — L'oxalate d'ammoniaque donne un précipité blanc abondant insoluble dans l'acide acétique. Cette réaction décèle la chaux.

Si dans l'eau débarrassée des sels de chaux on verse une solution de phosphate d'ammoniaque on obtient un précipité assez abondant de phosphate ammoniaco-magnésien soluble dans les acides indiquant la présence de la magnésie

Certains auteurs, Frémy, Leconte et de Puisaye entre autres, signalent la présence du fer, toutes nos recherches dans ce sens ont été négatives.

L'eau d'Enghien additionnée de potasse, puis bouillie, émet des vapeurs qui ne bleuissent pas le tournesol, donc pas d'ammoniaque.

La recherche du brome et de l'iode par l'amidon et un courant de chlore ne donne aucun résultat.

La présence dans les eaux d'Enghien d une quantité assez considérable de sulfates excluant l'idée de la présence de la baryte et de la strontiane, il ne nous restait plus qu'à rechercher la soude, la potasse et l'alumine.

Nous avons fait la recherche de ces bases dans le produit d'évaporation des eaux. Leur présence, en effet, est en si petite quantité, que la recherche dans l'eau elle-même ne donne pas de résultats satisfaisants; voici quelle méthode nous avons suivie :

Le résidu a été dissous à chaud dans l'acide azotique très dilué, et c'est sur la solution filtrée que nous avons opéré.

1° Si dans ce liquide on verse du chlorhydrate d'ammoniaque et un excès d'ammoniaque, puis qu'on porte à l'ébullition, il se forme un précipité qui, lavé et traité à chaud par la potasse, donne une solution qui. traitée elle-même par l'acide chlorhydrique et l'ammoniaque, donne un précipité blanc gélatineux d'alumine ;

2° Dans le soluté acide du résidu, nous avons alors versé comme dans la précédente opération du chlorhydrate d'ammoniaque, puis de l'ammoniaque en excès pour séparer l'alumine et ensuite du carbonate d'ammoniaque pour nous débarrasser de la chaux et de la magnésie décelée dans une précédente analyse. Il nous reste donc à chercher, après filtration, dans la liqueur finale, la potasse et la soude.

On ajoute alors du chlorure de platine, on évapore à sec et on traite le résidu avec de l'alcool à 50°, il reste un résidu jaune cristallin caractérisant la potasse.

La liqueur alcoolique est traitée ensuite par le méta-antimoniate de potasse et donne un précipité blanc cristallin. La même liqueur évaporée à siccité colore fortement la flamme en jaune. Caractères de la soude.

Sulfure de calcium. — Maintenant une question s'impose : A quel état se trouve le soufre dans l'eau d'Enghien ?

On a cru pendant longtemps que le seul élément sulfureux était l'hydrogène sulfuré libre. Le Dr de Puisaye s'est rangé à cet avis.

Cependant beaucoup de chimistes avaient reconnu et certains même avaient essayé de doser le sulfure de calcium. Il appartenait à O. Henry de donner une méthode rationnelle qui prouve clairement la présence de ce sel et permet même de le doser.

Nous allons passer en revue les différentes méthodes préconisées pour arriver à la détermination du sulfure.

Si l'on évapore à siccité de l'eau d'Enghien, on trouve dans le résidu un sel ayant tous les caractères des hyposulfites. On pourrait donc en déduire la présence primitive des sulfures

On peut aussi, pour les caractériser, employer l'acide carbonique qui les transforme en carbonates. Voici comment on doit opérer : On commence par ajouter dans l'eau un excès de chlorure de baryum afin d'isoler les sulfates, les carbonates et les silicates qui pourraient nuire à l'opération ; l'eau est ensuite filtrée et traitée par un courant d'acide carbonique jusqu'à ce qu'il n'y ait plus d'hydrogène sulfuré, puis on évapore à siccité, on reprend alors le résidu par de l'alcool bouillant qui dissout les chlorures. Le résidu soumis à l'analyse donne toutes les réactions du carbonate de chaux.

Ce procédé peut servir à doser le soufre à l'état gazeux libre et à l'état de sulfure.

Pour cela il suffit de déterminer le poids du soufre total par les méthodes ordinaires : soit A ce poids ; puis après le traitement indiqué plus haut, de peser le résidu débarrassé des chlorures par un lavage à l'alcool, Du poids du carbonate de chaux on peut facilement déduire celui du sulfure qui l'a formé soit B. Le poids du soufre de l'hydrogène sulfuré libre sera de A-B.

Plusieurs autres moyens ont été conseillés. Nivet (en 1849) versait goutte à goutte dans l'eau sulfureuse une solution d'acide arsenieux, puis agitait le flacon après l'avoir bouché et au bout de quelques heures il filtrait et recueillait le sulfure d'arsenic formé. Le liquide mêlé à une nouvelle quantité d'acide arsenieux puis d'acide chlorhydrique étendu, donnait un nouveau précipité qui représentait le soufre des sulfures.

Enfin, Chevreul, conseillait le moyen suivant:

D'abord séparation de l'hydrogène sulfuré libre en agitant l'eau avec du mercure pendant un assez long temps de manière à le transformer en sulfure noir de mercure puis nouvel essai de l'eau par les réactifs ordinaires, un sel de plomb par exemple.

Nous préférons toutefois pour le dosage le procédé suivant donné par O. Henry.

Il consiste à déterminer d'abord la valeur sulfureuse de l'eau par la méthode ordinaire. Cette appréciation faite, on prend une nouvelle quantité de la même eau et on y ajoute, dans un flacon tout à fait rempli, des feuilles ou des petites lames d'argent bien décapé. On laisse en contact tant que le métal se couvre d'une couche noire ou bistrée, puis on laisse déposer et on décante un poids ou un volume connu de liquide dont on détermine la valeur sulfureuse. En ramenant les deux essais à une même quantité d'eau, la différence obtenue représente la teneur en hydrogène sulfuré libre; le reste est celle attribuée au sulfure.

Exemple : Soit A la quantité d'hydrogène sulfuré trouvée dans le premier dosage et B celle trouvée dans le second

Le poids d'hydrogène sulfuré total sera A.

Le poids d'hydrogène sulfuré libre sera A-B.

Le poids d'hydrogène sulfuré du sulfure sera B.

Toutefois, pour la détermination du sulfure de calcium dans l'eau d'Enghien, nous avons suivi le procédé suivant :

Dans un ballon muni d'un tube abducteur et d'un tube de dégagement, et aux trois quarts rempli d'eau sulfureuse, on fait passer un courant d'hydrogène pur; cette purification est obtenue par un lavage dans une solution de permanganate de potasse, puis de lessive de soude. Quand tout l'hydrogène sulfuré est chassé, c'est-à-dire quand les gaz sortant du ballon ne noircissent plus le papier à l'acétate de plomb, on recherche le monosulfure par les procédés ordinaires

Pour terminer ce chapitre, il nous reste à parler des sulfhydrates de sulfure. Certains chimistes, en effet, ont cherché à admettre l'existence de ces composés dans certaines eaux sulfureuses. Anglada, Longchamps, Orfila, Boullay, O. Henry ne partagèrent pas cette manière de voir, mais il appartenait à Filhol de trancher la question. Ce chimiste, reprenant quelques expériences déjà faites, reconnut, en agissant comparativement sur des monosulfures et sur des sulfhydrates de sulfures, qu'en les traitant par du sulfate ou par du carbonate de plomb, les monosulfures étaient complètement décomposés et produisaient une liqueur neutre, tandis que les sulfhydrates de sulfures fournissaient à côté du sulfure de plomb un liquide acidulé soit par l'acide carbonique, soit par l'acide sulfurique.

L'opinion de la présence des sulfhydrates de sulfures est absolument rejetée aujourd'hui.

CHAPITRE VII

Dosage de l'acide sulfhydrique total

Ce qui intéressa au plus haut point les chimistes qui s'occupèrent des eaux sulfureuses, fut le dosage de l'acide sulfhydrique total. Aussi de nombreux procédés furent préconisés, puis rejetés faute d'une assez grande précision.

Nous ne parlerons ici que de la méthode imaginée en 1841 par Dupasquier.

Ce mode, d'une grande simplicité, repose sur ce fait que l'iode mis en présence de l'hydrogène sulfuré et des sulfures, s'empare de l'hydrogène pour former de l'acide iodhydrique ou des métaux pour faire des iodures et précipite le soufre.

On l'exécute avec une liqueur titrée d'iode qu'on verse dans un volume connu d'eau sulfureuse, préalablement additionnée d'une solution claire d'amidon. La liqueur titrante est versée au moyen d'un instrument gradué appelé sulfhydromètre, ou plus simplement d'une burette à robinet. On verse la liqueur iodée jusqu'à ce qu'une teinte bleue apparaisse et persiste. C'est le signe que tout le principe sulfureux a été détruit, la dernière trace d'iode ajoutée sert à former l'iodure d'amidon.

La quantité d'iode employée est déterminée par le volume de liqueur employée, et de là par un simple calcul on déduit le poids du soufre et de l'hydrogène sulfuré, ou même le volume de ce dernier.

Pour plus de commodité, nous donnons plus loin une table dressée par l'auteur même de ce procédé.

La liqueur primitive conseillée par Dupasquier avait la formule suivante :

Iode pur et très sec. . . .   2 grammes.
Alcool rectifié . . . . . .   100 cent. cubes à une
température de 14°C.

Cette teinture présentait deux inconvénients : 1° celui

de devenir infidèle en peu de temps par suite de la production d'acide iodhydrique, qui n'a pas d'action sur les sulfures; 2· l'obligation de faire des corrections suivant les températures auxquelles on opérait.

On lui a substitué alors la liqueur suivante, dont la formule est due à Filhol :

Iode pur et sec. . . . . .   2 grammes.
Iodure de potassium pur.   4   —
Eau distillée. . .   Q. S. pr 100 cent. cubes.

La solution est rapide et se garde assez longtemps sans altération, si on a le soin de la tenir à l'abri de la lumière.

L'appareil désigné sous le nom de sulfhydromètre consiste en un tube droit un peu effilé dans le bas et ouvert en entonnoir à sa partie supérieure, ou bien d'un tube recourbé sur lui-même et muni d'un petit bec effilé.

Pour graduer son appareil, Dupasquier a pris comme unité de degré sulfhydrométrique la quantité de sa liqueur contenant 0 gr. 01 d'iode.

Si par exemple il faut 0 gr. 10 d'iode pour amener la teinte bleue dans une eau sulfureuse, on dira que cette eau a pour titre 10 degrés sulfhydrométriques.

La solution d'amidon doit être claire et récemment préparée ; on peut y ajouter, pour la mieux conserver, quelques gouttes de chloroforme ou un peu d'alcool.

Nous avons abandonné le sulfhydromètre de Dupasquier et nous sommes toujours servi de la burette à robinet. D'un autre côté, nous avons employé comme liqueur titrante celle dont la formule suit et qui n'est autre que celle de Filhol diluée de moitié.

Iode pur et sec . . . .   1 gr.
Iodure de potassium . . .   2 gr.
Eau distillée . . . .   05 pour 100 cent. cubes.

Elle présente à notre avis l'avantage d'avoir des rapports simples (1 cent. cube représente 0 gr. 01 d'iode et équivaut à 1 degré sulfhydrométrique), d'un autre côté étant plus diluée, les erreurs possibles sont moins grandes.

En définitive, on opère de la façon suivante : on prend un volume déterminé d'eau à analyser (200 c. c., par exemple), et on l'additionne de une, deux ou trois fois son volume d'eau distillée et privée d'air par l'ébullition ; puis on y ajoute deux ou trois cent. cubes de solution claire d'amidon. Nous conseillons la dilution de l'eau à analyser, car dans une eau très sulfureuse la réaction serait incomplète. On doit donc la diluer d'autant plus qu'elle est plus sulfureuse (1).

On a préalablement rempli la burette graduée jusqu'au trait 0. On laisse alors écouler d'abord en filet, puis goutte à goutte la liqueur titrante dans le liquide à doser, jusqu'à ce qu'une dernière goutte produise une coloration bleue persistante.

On lit alors le volume du liquide iodé employé qui indique immédiatement la quantité d'iode. La quantité de soufre ou d'hydrogène sulfuré correspondant s'obtient de la façon suivante ;

Soit 127 l'équivalent de l'iode et 16 celui du soufre, x le poids cherché du soufre, et n la quantité d'iode employée, on aura :

$$\frac{x}{n} = \frac{16}{127}$$

d'où l'on tire : $x = \dfrac{n \times 16}{127}$

En remplaçant 16 par 17 on aurait non plus le poids du soufre, mais celui de l'hydrogène sulfuré total.

Pour plus de commodité, nous donnons plus loin la table sulfhydrométrique de Dupasquier qui simplifie beaucoup les calculs.

Il est bon de ne pas se tenir à une seule expérience. En la répétant quatre ou cinq fois, on est sûr d'arriver à une

---

(1) Bunsen.

détermination rigoureuse de la quantité du principe sulfureux contenu dans l'eau minérale analysée.

Il est aussi nécessaire d opérer rapidement et sans trop agiter pour éviter l'action de l'oxygène et la perte des gaz minéralisateurs.

TABLE SULFHYDROMÉTRIQUE

de Dupasquier de 1 à 10

DEGRÉS au SULFHYDRO- MÈTRE	IODE en GRAMMES	SOUFRE en GRAMMES	ACIDE SULFHYDRIQUE	
			en GRAMMES	en CENTIMÈTRES CUBES à 0.76 de pression
1	0.01	0.001273	0.001352	0.874324
2	0.02	0.002547	0.002705	1.748648
3	0.03	0.003810	0.004057	2.622973
4	0.04	0.005094	0.005410	3.497297
5	0.05	0.006367	0.006763	4.371622
6	0.06	0.007641	0.008115	5.245946
7	0.07	0.008914	0.009468	6.120271
8	0.08	0.010188	0.010821	6.994595
9	0.09	0.011463	0.012173	7.868919
10	0.10	0.012735	0.013525	8.743244

CHAPITRE VIII

Monographie succincte des Sources d'Enghien

Les sources sulfureuses captées à Enghien portent les noms suivants :

1° Source Deyeux ;
2° — du Roy ;
3° — des Roses ou de Puisaye ;
4° — du Lac ;
5° — Péligot ;
6° — du Nord ou Lévy ;
7° — Coquil n° 1 et n° 2.
8° — Boulland ;
9° — de la Pêcherie, n° 1 et n° 2.

Soit au total onze sources captées et employables. Les cinq premières sont utilisées par l'Etablissement thermal ; les unes pour la boisson, d'autres pour les bains, douches, inhalations ; une enfin, celle des Roses pour l'embouteillage.

Les six autres sources, quoique étant la propriété de l'Établissement thermal restent inexploitées soit à cause de leur éloignement du puits central, soit à cause de leur minéralisation relativement peu élevée.

Avant de faire l'historique rapide de chacune des sources, il nous semble utile de rappeler ici les travaux de M. Dru, ingénieur des arts et manufactures (universellement connu pour les appareils si ingénieux de forages qu'il a imaginés).

Pendant les années 1862 et 1863, M. de Montry, alors propriétaire de l'Établissement thermal, chargea M. Dru de pratiquer une série de sondages sur la berge occidentale du lac.

M. Dru commença par disposer ses sondages avec méthode, ne laissant rien au hasard, et de l'étude consciencieuse à laquelle il se livra, il reconnut qu'ils devaient être opérés, suivant la direction presque exactement Nord-Sud, le long de 3 lignes parallèles distantes entre elles de 7 à 15 mètres.

Il pratiqua ainsi 14 sondages principaux pendant lesquels les plus petits détails furent notés, et dans chaque sondage on ne s'arrêta que lorsque la couche de formation de l'eau sulfureuse était atteinte ou manifestement dépassée.

Ces travaux importants ont jeté le jour le plus complet sur la géologie de cette contrée (1), et ont mis à découvert successivement les sources appelées depuis : Source des Roses, Sources du Nord, Sources Coquil et Source du Bousquet (2).

Pour les trois premières, M. Dru imagina l'appareil très simple de siphonnage qui fonctionne encore de nos jours avec la plus parfaite régularité. Nous donnons plus loin la description des appareils de captages.

En 1875, la Société des Eaux eut encore recours à M. Dru, et le chargea de construire un nouvel appareil de captage pour la source du Lac, dont le débit et la sulfuration avaient diminué d'une façon très inquiétante. (Voir plus loin le détail de ce travail si ingénieux.)

Sources de la Pêcherie

Les deux sources de la Pêcherie sont depuis longtemps inexploitées à cause de leur éloignement de l'établissement thermal qui, d'ailleurs, est abondamment pourvu d'eau sulfureuse par les sources qui viennent se déverser dans le puits central.

Cependant, au point de vue rétrospectif, elles offrent un très grand intérêt, car c'est une erreur répandue dans le pays, que ce sont ces sources qui furent les premières découvertes et captées.

A ce sujet il nous a paru intéressant, pour bien fixer ce point, de citer quelques passages du Mémoire que le Père

---

(1) Il existe au bureau des Mines, 15, rue du Val de Grâce, un bordereau complet des sondages opérés par M. Dru.
(2) Cette dernière n'a jamais été exploitée.

Cotte, qui découvrit les eaux d'Enghien, fit à l'Académie des Sciences.

« C'est d'entre les pièces de bois du pilotis qui supporte
« le massif de pierre servant de décharge à l'étang que sort
« le ruisseau d'eau minérale dont je vais parler et qui s'ap-
« pelle dans le pays Ruisseau Puant. J'avais d'abord cru
« qu'il était formé par l'eau de l'étang que je supposais
« devoir se filtrer à travers un terrain sulfureux ; mais j'ai
« remarqué que lorsque l'étang était à sec notre ruisseau ne
« tarissait pas. Ainsi, je conjecture qu'il prend sa source ou
« sous l'étang ou sous le massif de pierre dont je viens de par-
« ler. Le ruisseau n'a que deux pieds de largeur et un cours
« d'environ quarante à cinquante toises. Son eau se mêle
« ensuite à celle d'un autre ruisseau formé par l'étang à la
« chute du moulin. Les pièces de bois entre lesquelles l'eau
« sort sont enduites d'une cristallisation saline qui, mise sur
« la langue, paraît être d'une acidité surprenante ».

Or, à cette époque, l'appareil de décharge du lac se trou-
vait presqu'en face de l'établissement actuel ; il en reste
d'ailleurs encore des vestiges visibles quand le lac est mis à
sec pour la pêche. D'ailleurs, la source de la Pêcherie fut
découverte en 1841, c'est-à-dire à une époque où l'eau sulfureuse d'Enghien était déjà connue et étudiée. Le premier
griffon découvert par Cotte est donc bien ce que nous appe-
lons aujourd'hui source du Roy ; elle ne porte d'ailleurs ce
nom que depuis 1821 et s'était appelée jusque-là source Cotte.

Aujourd'hui, comme nous l'avons dit, ces sources sont
inutilisées ; cependant un système de tuyautage les relie au
puits central. Leur débit actuel est nul quoiqu'il ait été
autrefois très abondant. A cette époque, les dosages sulfhydrométriques qui furent faits accusèrent 42°, c'est-à-dire :

Soufre en poids .... = 0 gr. 053

Hydrogène sulfuré. { en poids.. = 0 gr. 056
{ en volume = 36 c. 721

(1) Mémoire sur une nouvelle Eau minérale sulfureuse découverte dans la vallée de Montmorenci, près Paris en 1766 par le P. Cotte, prêtre de l'oratoire, correspondant de l'Académie
des Sciences.

Source Deyeux

Cette source a été découverte en 1785. Son captage est des plus primitifs. On s'est contenté de creuser au point d'émergence du griffon une petite grotte artificielle, puis on a établi plus bas que ce point d'émergence un petit puisard avec trop-plein pour l'écoulement vers le puits central.

Le débit de cette source est très peu important : 2 litres environ à la minute. Mais il est absolument constant. Son degré sulfhydrométrique qui est de 30° Dupasquier ce qui correspond aux quantités suivantes d'élément sulfureux par litre :

> Soufre total. . . . . 0 gr. 038
> Hydrogène sulfuré ⟨ en poids . . 0 gr. 040
> total. . . . . . ⟨ en volume . 26 cent. c. 23

Source du Roy

Ainsi nommée parce qu'en 1821 le roi Louis XVIII vint demander à la bienfaisance des eaux d'Enghien, qu'on avait récemment étudiées, la guérison d'une maladie de poitrine dont il souffrait.

Le captage de cette source est identique à celui de la source Deyeux. Son débit est de 3 litres à la minute. Le degré sulfhydrométrique est 38° Dupasquier, ce qui correspond aux quantités suivantes d'élément sulfureux par litre.

> Soufre total. . . . . 0 gr. 048
> Hydrogène sulfuré ⟨ en poids. . 0 gr. 051
> total . . . . . ⟨ en volume. 33 c. c. 22

L'eau de cette source et de la source Deyeux est employée surtout pour la boisson consommée sur place par les baigneurs. L'excès se déverse dans le puits central. Ces deux sources se trouvent situées dans une grotte artificielle placée en avant et à droite de la buvette actuelle.

Comme nous l'avons déjà dit, cette source est bien celle

que Cotte découvrit en 1776. Elle porta d'ailleurs son nom jusqu'en 1821.

Source des Roses

Cette source fut découverte en 1863 et est une des conséquences des sondages opérés par M. Dru qui d'ailleurs construisit l'appareil de captage.

Le sondage opéré pour le captage de cette source a rencontré l'eau sulfureuse à 5m80 dans une couche quartenaire sableuse, au contact du calcaire de Saint-Ouen. Son niveau statique s'établit à 2m50 environ au-dessous du niveau du sol.

Pour la capter on a élargi le trou de sonde à main d'homme puis on a garni les parois du fond avec de l'argile jusqu'à une profondeur de 3m50.

Le puits ainsi obtenu avait 2 mètres de diamètre sur une profondeur de 0,70, puis il devenait plus étroit. Dans la partie rétrécie on a descendu une cuve de bois légèrement conique, large de 0,50 en bas et de 0,70 en haut et haute de 2m50. Entre cette cuve et les parois du puits on a coulé du béton, puis on a enfoncé jusqu'au niveau de l'eau sulfureuse un tube de fer de 0m48 de diamètre et d'une longueur de 3m25 qui pénétra dans la cuve.

L'une des branches du syphon, qui amène l'eau à l'établissement, plonge dans ce tube ; l'autre se rend au-dessus d'une cuve en bois qui sert à l'embouteillage et qui se trouve au-dessous de l'établissement près de la buvette.

Le débit de cette source est de 22 litres à la minute. Le degré sulfhydrométrique est de 40° Dupasquier, ce qui équivaut aux quantités suivantes :

Soufre total. . . . 0 gr. 050
Hydrogène sulfuré { en poids. . 0 gr. 054
total . . . . . } en volume . 34 c. c. 97

Cette source est située près du lac, dans le jardin des Roses, d'où son nom de Source des Roses. On l'appelle aussi Source de Puisaye du nom du médecin inspecteur des Eaux d'Enghien quand elle fut captée.

Cette eau est celle qui est mise en bouteilles et livrée au commerce. Le trop plein s'écoule dans le puits central.

Source du Lac

Cette source fut découverte en 1861, elle est située vers le milieu du lac et au-dessous du sol ferme de ce dernier, d'où son nom. Le mode de captage de cette source est tout à fait particulier. Il consiste en une cuve de chêne ouverte par le bas et fermée à sa partie supérieure par un couvercle à joints hermétiques. A sa partie inférieure et périphérique, cette cuve est percée d'une série de trous ; elle est environnée sur une largeur de 1 mètre d'un filtre destiné à recueillir les différents griffons sulfureux. Ce filtre se compose de tuyaux de drainage disposés de manière à converger vers le centre de la cuve et séparés par des lits de gros silex. Il existe quatre couches superposées de ces tuyaux. Le lit inférieur de silex repose sur des planches.

Afin d'isoler complètement ce filtre des eaux du lac on l'a recouvert d'une couche de mousse de 0,15 d'épaisseur sur laquelle repose de fortes lames de plomb (la mousse servant à protéger le plomb qui serait percé par les silex). Ces feuilles de plomb sont elles-mêmes recouvertes d'une épaisse couche de glaise (1^{m}30) qui déborde tout autour de un mètre environ.

La cuve est, comme nous l'avons dit, fermée à la partie supérieure et enfoncée complètement dans le sol du lac. Elle porte sur son couvercle un tuyau vertical de 0^{m}14 de diamètre qui s'ouvre librement au-dessus du niveau des eaux du lac. Un siphon amène l'eau sulfureuse au puits central.

Le débit moyen de la source est de 12 litres à la minute. Sa richesse sulfhydrométrique est considérable : 56° Dupasquier, ce qui équivaut aux quantités suivantes :

$$
\begin{array}{llll}
\text{Soufre total} & \dots\dots\dots\dots & = & 0 \text{ gr. } 071 \\
\text{Hydrogène sulfuré} & \text{en poids} \dots & = & 0 \text{ gr. } 073 \\
\text{total} \dots\dots\dots & \text{en volume.} & = & 48 \text{ c.c. } 96
\end{array}
$$

L'eau de cette source amenée par le siphon coule dans une cuve de chêne située un peu au-dessus du puits central; une pompe spéciale l'élève à l'établissement où elle sert exclusivement aux inhalations et aux pulvérisations. Le trop plein déborde dans le puits central.

Cette source a été captée la première fois par M. François en 1865, puis ayant été perdue, elle fut recaptée en 1875 par M. Dru qui établit à cette époque l'ingénieux mode de captage que nous venons de décrire.

Elle se perdit encore une fois en 1892 par suite du non entretien des griffons et le bouchage des tuyaux d'infiltration. Elle fut rétablie pendant l'hiver de 1895-1896, par les soins de M. Lecomte Denis, alors ingénieur de l'établissement thermal.

Source Péligot

Ainsi désignée du nom de M. Péligot, ancien directeur de l'hôpital Saint-Louis, qui construisit, en 1821, le premier établissement thermal d'Enghien. Elle fut découverte en 1822.

Cette source est captée par un puits de maçonnerie qui va en se rétrécissant vers le fond. La profondeur des griffons est de 4m50 au-dessous du sol. Le niveau de l'eau sulfureuse s'établit à 2m95 au-dessous de la margelle supérieure du puits.

L'eau de cette source est pompée directement dans ce puits et sert actuellement à alimenter le nouvel établissement d'hydrothérapie.

Son débit moyen est de 40 litres à la minute. Sa richesse sulfhydrométrique est de 32° Dupasquier, ce qui correspond à :

Soufre total.................... = 0 gr. 041
Hydrogène sulfuré (en poids... = 0 gr. 043
total.......... (en volume. = 27 c.c. 97

Sources Coquil
Découvertes en 1863 par M. Dru.

Ces sources très sulfureuses et d'un débit très abondant
servaient autrefois à l'exploitation d'un petit établissement
situé au coin de l'avenue de Ceinture et de la rue du Nord.
Elles avaient été captées par les soins de M. Coquil, pharmacien à Paris, qui, croyant pouvoir les exploiter, fit construire sur l'emplacement même de ces sources un établissement rival. Un procès, suivi d'un arrangement amiable
des deux parties, rendit au grand établissement la propriété de ces sources.

Elles sont captées au moyen de deux puits d'une profondeur de 3 mètres au-dessous de la cave de la propriété ; le
sol de cette cave est lui-même de 2 mètres au-dessous du
sol naturel. Le niveau statique de l'eau sulfureuse se tient
à 1m50 au-dessous de l'orifice des puits.

Ces deux sources sont actuellement inutilisées.

Source du Nord ou Lévy
Captée en 1862 par M. Dru

L'eau sulfureuse a été trouvée à dix mètres environ au-
dessous du sol actuel dans une couche quaternaire marneuse. Son niveau statique s'établit à 3m95 en contrebas du
sol.

Le captage exécuté en 1863 sous les ordres de M. Michel
Lévy est absolument identique à celui de la source des Roses.

Le débit de cette source est considérable. Sa richesse
sulhydrométrique est de 34° Dupasquier, soit :

Soufre total. . . . . 0 gr. 043
Hydrogène sulfuré { en poids . . 0 gr. 045
total . . . . . . { en volume . 29 c. c. 72

Cette source est actuellement inutilisée, quoique des
tuyaux permettent de l'amener directement au puits central
par simple syphonage.

Source Boulland (1835)

Cette source est inexploitée malgré son débit abondant. Son mode de captage est très primitif et rappelle celui des sources Deyeux et du Roy. C'est un bassin de 0.80 sur 0.95 et d'une profondeur de 0^m40.

La cause de son abandon est son peu de richesse sulfhydrométrique (ce degré varie d'ailleurs de 5° à 18°) en comparaison des autres sources. Il est très probable qu'il existe des infiltrations d'eau douce qui viennent se mélanger à l'eau sulfureuse.

Cette source se trouve située tout près et à gauche de la buvette ; l'entrée en est masquée par une grande trappe de fer qui permet de descendre aux griffons par un escalier.

Puits Central

Le puits central dont nous avons souvent parlé au cours de ce chapitre est une immense cuve cylindrique en maçonnerie étanche. Elle mesure 4 mètres de profondeur sur 3^m75 de diamètre. Elle est protégée de l'extérieur par une voûte en maçonnerie, surmontée d'un petit kiosque vitré qui forme cheminée d'appel.

C'est dans ce puits que viennent se déverser presque toutes les sources exploitées. Un trop plein ménagé à la partie supérieure du puits laisse écouler l'eau en excès dans un égout.

Le degré sulfhydrométrique de l'eau du puits central est variable (de 20° à 26° 5 Dupasquier). Ce peu de richesse sulfureuse comparée à celle des sources s'explique par la perte de gaz que subit l'eau en présence de l'air.

CHAPITRE IX
Les Sulfo-Bactéries

Il nous reste à parler maintenant des productions blanchâtres que l'on trouve en assez grande quantité à la surface des sources sulfureuses et en très grande abondance dans le puits central, surtout en hiver, c'est-à-dire à une époque où son niveau reste constant, puisque l'eau est inemployée.

Si l'on en fait l'analyse chimique, on est tout d'abord étonné que ce dépôt se fasse per ascensum, car il se trouve composé de sulfate de chaux, d'une quantité très notable de soufre et de matières organiques. Il est en effet assez curieux que ce dépôt ne soit pas précipité dans le fond, étant donné la densité des éléments qui le composent.

Mais si l'on examine ces productions au microscope, on s'aperçoit facilement que l'on a affaire à une matière organisée et vivante, et non à une matière simplement organique. On conçoit, dès lors, que cette matière organisée, très légère et glaireuse, forme des reseaux plus ou moins serrés qui retiennent dans leur enchevêtrement le sulfate de chaux et le soufre qui normalement tomberaient au fond par suite de leur poids.

Depuis longtemps déjà ces organismes avaient attiré l'attention des savants.

Fontan qui, le premier, les a étudiés, les appelle sulfuraires et parle ainsi à leur sujet :

Végétal confervoïde formé de filaments très tenus et dont la longueur varie de 2 millimètres à plusieurs centimètres Les filaments sont formés d'un simple tube très transparent. cylindrique sur toute son étendue, arrondie à son extrémité, sans aucune cloison apparente dans son intérieur qui est complètement garni de globules arrondis très réfringents.

Les conditions de production et de vie des sulfuraires sont les suivantes :

1o Température inférieure à 50oC (1).
2o Présence de l'hydrogène sulfuré libre ou combiné.
3o Présence d'une substance azotée en solution dan l'eau.
4o Contact de l'air.

Cramer fut le premier (1870) qui démontra que les globules réfringents dont parle Fontan sont des grains de soufre nageant dans le protoplasma de ces microorga nismes. Cohn (1875) confirma le fait et attribua la présence du soufre à l'oxydation de l'hydrogène sulfuré.

Marcet avait de son côté constaté le même fait, mais n'en tirait aucune conséquence.

C'est alors que Lothar-Meyer, Cohn, Plauchud, chacun de leur côté, émirent l'hypothèse que ces organismes, qu'on trouve toujours dans les sources sulfureuses étaient les agents de sulfuration de ces eaux par suite de leur action réductrice sur le sulfate de chaux qu'elles contiennent.

Mais la présence même en très grande quantité, de ces sulfuraires à la surface des sources ne saurait expliquer la minéralisation d'un volume d'eau aussi considérable qu'en débitent certains griffons. Aussi Olivier (2) admit-il l'hypothèse que ces microorganismes existent dans les profondeurs aux endroits que parcourt la nappe et que c'est à leur action que l'eau doit d'être sulfureuse. Cette idée est d'ailleurs rejetée par Winogradsky : les sulfobactéries, comme il les appelle très justement, ayant besoin pour vivre d'une quantité assez considérable d'air qu'elles ne trouveraient pas dans les profondeurs. Les sulfobactéries ne sont donc pas les agents producteurs de sulfures; elles vivent au contraire en parasite dans les eaux sulfureuses; elles oxydent l'hydrogène sulfuré pour fixer le soufre dans leur protoplasma; plus tard ce soufre est éliminé à l'état d'acide sulfurique qui se combine aux bases contenues dans l'eau pour donner des sulfates. Ceci explique la quantité de sulfate de chaux qu'on trouve mélangé aux conferves qui nous ccupent.

(1) Soubeiran (1858) prétend en avoir trouvé dans la source de l'hôpital à Aix, dont la température est de 68°.

(2) D'après Olivier, les sulfuraires produiraient du sulfocyanate d'ammoniaque en même temps que de l'hydrogène sulfuré.

L'agent réducteur des sulfates en sulfures se trouve dans les profondeurs, mais n'a pas encore pu être déterminé. Cependant, comme nous l'avons vu dans un chapitre précédent, tout porte à croire que cette ou ces bactéries se trouvent dans les couches ligniteuses du sol. Nous ne connaissons pas, en effet, d'exemple d'eaux sulfureuses sourdant de terrains complètement dépourvus de lignites.

Il nous semble utile de rappeler à cette occasion, l'expérience de Winogradsky qui lui permit de produire et de cultiver les sulfobactéries.

Après avoir constaté combien il était difficile d'étudier les microorganismes qu'on trouve à la surface des sources sulfureuses, il eut l'idée de les produire artificiellement. Ayant remarqué qu'à certaines époques l'eau des bassins du jardin botanique de Strasbourg exhalait une faible odeur d'hydrogène sulfuré, il prit dans un de ces bassins un rhizome de Butomus, en ayant soin d'emporter avec celui-ci le limon qui y était adhérent. Il mit le tout dans un grand vase de verre avec 4 ou 5 litres d'eau distillée et quelques grammes de gypse, et le laissa à la température du laboratoire. Au bout de quelques jours, le limon était tombé dans le fond et avait pris une teinte plus noire, l'eau devint opaline, et il put constater la présence de l'hydrogène sulfuré, la production de celui-ci venant de bas en haut. Enfin au bout de trois semaines il vit apparaître à la surface du liquide un voile blanchâtre. C'est sur ce voile qu'il prit les bactéries dont il a fait l'étude.

Après avoir essayé différents moyens, il dut s'en tenir à les cultiver sur une lame de microscope qu'il ensemence avec une goutte du liquide de la surface et qu'il recouvre d'une lamelle. Il y trouve l'avantage de pouvoir examiner sa culture à tout instant et de l'étudier dans différents milieux et à différents états.

Il tire d'ailleurs de son étude les conclusions suivantes :

1° Les sulfobactéries vivent, se développent et se reproduisent dans une eau légèrement sulfureuse.

2° Dans l'eau pure, elles commencent par perdre leurs

grains de soufre, les cellules deviennent visibles, puis elles se désagrègent et meurent.

3° Si, dans une culture dont les sulfobactéries sont débarrassées de leur soufre, mais sont encore vivantes, on ajoute une goutte d'eau sulfureuse ; elles reprennent très rapidement leur soufre et continuent à vivre et à se développer, si l'on a soin de leur fournir l'hydrogène sulfuré qui leur est nécessaire.

4° La séparation des espèces est extrêmement difficile, et ce n'est qu'accidentellement qu'on obtient une culture pure. Quelquefois, la nature offre cette particularité, et certains échantillons examinés ne présentent au microscope que des *Beggiatoa* par exemple ou seulement des *Thiothrix* (1).

5° On trouve des sulfobactéries dans presque toutes les eaux sulfureuses (2). Certaines ne contiennent que des *Beggiatoa* blancs et des *Thiothrix*. Mais, toutes les fois qu'on a affaire à des bactéries colorées, les espèces sont très nombreuses.

Il ne faudrait pas croire, en effet, que les sulfobactéries soient toutes de la même espèce ; il en existe au contraire, un nombre considérable de formes, d'espèces et de couleurs différentes. On y trouve des filaments de longueur et de grosseur très variables, des formes coccus, bacilles, spirilles.

Zopf, à ce propos, avait cherché à démontrer, que toutes ces espèces dérivaient l'une de l'autre, et formaient pour ainsi dire, un cycle fermé. D'après lui, les formes bacilles et coccus sont issues l'une de l'autre. Il considère par exemple, que les bacilles ne sont autre chose que des coccus très allongés ; quelque temps après une séparation

---

(1) Nous avons eu l'occasion de trouver à Enghien, une culture pure de Thiothrix produite naturellement. Nous donnons plus loin dans ce chapitre quelques détails à ce sujet.

(2) Les sulfuraires ne se développent pas seulement dans les eaux minérales sulfureuses. On en retrouve toutes les fois qu'une eau contient de l'hydrogène sulfuré, même en petite quantité. Winogradsky a constaté la présence de sulfobactéries rouges dans l'eau de la mer sur les côtes Danoises et la quantité en est souvent si considérable, que la mer paraît rouge sur plusieurs kilomètres d'étendue. Ce fait s'expliquerait par la propriété qu'ont certains mollusques de produire de l'hydrogène sulfuré, et surtout par l'action réductrice de certaines matières organiques d'origine végétale sur le sulfate de magnésie que contient l'eau de mer.

transversale se produit, puis une longitudinale. Chacune de ces quatre cellules se gonfle, s'arrondit et redonne la forme coccus.

Winogradsky a essayé, mais en vain, de constater ce phénomène, en opérant sur de nombreux échantillons d'origine différentes. Il pense que Zopf ne s'est pas entouré de précautions suffisantes, et qu'il a opéré sans doute, tantôt sur des individus vivants, tantôt sur des morts.

Quelquefois, en effet, certains filaments morts sont encore riches en soufre et peuvent laisser échapper des grains que Zopf a pu prendre pour des coccus.

On trouve cependant, dans certaines eaux sulfureuses, des coccus ; mais ceux-ci ne sont pas du tout de la même nature, que les beggiatoa par exemple. On peut en dire autant des spirilles, que Zopf présente comme des extrémités détachées de beggiatoa très tenus, car dans les milieux les plus exubérants en spirilles, on n'en trouve aucun qui atteigne la grosseur du plus petit beggiatoa.

Les recherches de Winogradsky renversent donc les théories généralement admises jusqu'à lui, sur la fonction des sulfuraires, et au point de vue morphologique, elles combattent très nettement le polymorphisme que Zopf avait annoncé, sans toutefois le prouver d'une manière évidente.

Par ce qui précède, on peut voir que le rôle physiologique des sulfobactéries est purement oxydant. Cependant, ce phénomène d'oxydation subit deux phases distinctes :

1° Oxydation de l'hydrogène sulfuré de l'eau et fixation du soufre dans le protoplasma.

2° Oxydation du soufre intracellulaire et formation d'acide sulfurique, qui se combine aux bases contenus dans l'eau.

Dans une eau chargée de gypse, les sulfobactéries se comportent exactement comme dans l'eau pure, elles commencent par perdre leurs grains de soufre, puis se segmentent et meurent. Cependant, si dans une culture de ce genre, il y a quelque part un phénomène de putréfaction

du aux impuretés vivantes ou mortes, dont on sépare dif-
ficilement les sulfobactéries ; les filaments vivants peuvent
non seulement ne pas perdre leur soufre, mais même en
reprendre et continuer à croître, tant qu'il se produira de
l'hydrogène sulfuré (1).

Ce fait explique l'erreur dans laquelle sont tombés les
auteurs qui ont attribué aux boggiatoa un rôle réducteur et
la formation des eaux sulfureuses.

On trouve dans les différentes eaux sulfureuses de très
nombreuses espèces de bactéries. Winogradsky, qui les a
étudiées d'une façon très approfondie et avec un esprit de
méthode tout à fait remarquable les classe en deux grands
groupes.

1° Sulfobactéries incolores
2° Sulfobactéries rouges.

Nous ne nous occuperons ici que des sulfobactéries
incolores, car ce sont les seules qu'on trouve dans l'eau
d'Enghien.

Les deux genres principaux et qui ont été le plus étudiés
sont les *Beggiotoa* et les *Thiothrix*. On les trouve l'un et
l'autre en abondance à la surface des sources qui nous
occupent. Aussi nous avons cru nécessaire de nous attacher
à l'étude de ces deux genres et d'en décrire les différences
d'habitude et de vie.

BEGGIATOA

Les *Beggiatoa* se présentent sous la forme de longs
filaments contenant dans leur protoplasma de très nombreuses granulations de soufre semi-fluide. Pour les conserver, il suffit d'ajouter de temps en temps un peu d'eau
sulfureuse sous la lamelle.

---

(1) C. Paul et P. Rodet. — *Les Eaux de table.*

Ces filaments sont animés de mouvements très percep-
tibles. Le Beggiatoa se développe très lentement en comparaison des autres bactéries. En se plaçant dans les meil-
leures conditions, il double au maximum sa longueur en
vingt-quatre heures. On peut dire qu'il divise sa cellule
pendant ce temps. Le développement continue tant que le
milieu de culture contient de l'hydrogène sulfuré. Mais
Winogradsky a démontré que dans les eaux très sulfureuses
il meurt assez rapidement, car il ne trouve pas dans ce milieu assez d'oxygène pour sa vie. La consommation qu'i'
fait de soufre est extrêmement grande ; le même auteur l'é-
value à plusieurs fois le poids de son protoplasma par jour.

Si l'on prend un Beggiatoa presque complètement
débarrassé de son soufre et qu'on le lave toutes les deux
heures avec de l'eau sulfureuse, on remarque, douze heures
après environ, que ce filament est de nouveau gorgé de
grains de soufre (*fig. 1*).

Si l'on examine un filament de Beggiatoa débarrassé de
son soufre par un lavage de vingt-quatre heures à l'eau pure,
on ne trouve plus de granulations, le filament est très peu
refringent, on y remarque de grandes vacuoles et le protoplasma un aspect poreux ; les mouvements sont presque
nuls et les séparations tranversales sont très apparentes.
(*fig. 3*).

Le Beggiatoa peut acquérir une très grande longueur
(1 centimètre et quelquefois plus). Les filaments sont assez
résistants et cassent rarement d'une façon spontanée,
cependant ceci arrive quelquefois ; alors le protoplasma de
la cellule brisée et les grains de soufre qui la garnissent se
dispersent. La fracture spontanée est une preuve de souf-
france de l'individu, elle se produit généralement quand on
n'entretient pas la culture d'hydrogène sulfuré.

Dans ce cas, le filament se vide de soufre, on n'aperçoit
plus qu'un protoplasma très liquide et les cellules s'é-
grennent en chapelet (*fig. 6*.) Elles s'arrondissent complètement ou deviennent cylindriques. Celles qui s'arrondissent sont très réfringentes. Winogradsky a cru y trouver

des spores vivants, mais il rejette plus tard cette idée pensant qu'il est impossible de trouver ceux-ci dans un tissu mort. Enfin ces cellules se gonflent et disparaissent sans laisser de traces d'être organisé.

Il existe de nombreuses espèces de Beggiatoa, aussi a-t-on essayé de les classer. Quelques auteurs ont proposé de prendre comme caractère principal la quantité de grains de soufre qu'ils renferment, mais ce procédé doit être rejeté car tout dépend du milieu plus ou moins sulfureux dans lequel ils vivent. Leur longueur ne peut pas non plus servir à une classification; le diamètre au contraire est un caractère très important. Winogradsky a remarqué en effet que lorsqu'on réussit à isoler un filament de Beggiatoa on s'aperçoit que dans un milieu sulfureux il s'accroît très rapidement en longueur, mais son diamètre reste sensiblement le même. Il en conclut d'abord que les différentes formes de Beggiatoa ne sont pas en relation de continuité et il se sert de cette particularité pour les classer d'après leur grosseur. Cependant il en est réduit à faire une classification un peu arbitraire car entre le plus petit et le plus gros Beggiatoa il existe de nombreux intermédiaires. Enfin il propose la classification suivante avouant lui-même que ce n'est là qu'une convention.

Diamètre jusqu à 1 μ = Beggiatoa minima
de 1 μ à 2 μ 5 =   »   media
de 2 μ 5 à 4 μ =   »   alba
de 4 μ à 5 μ 5 =   »   major

THIOTHRIX (1)

La plupart des auteurs considèrent le *Thiothrix* comme une variété de Beggiatoa, on lui a d'ailleurs donné plusieurs noms : Leptonema nivea — Beggiatoa nivea (Rabenhorst) Symphyothrix nivea (Wartmann et Schenk).

(1) De θεῖον soufre et θρίξ cheveu.

Cramer en fait la description suivante : les filaments sont très fins, ne se ramifient jamais, ne sont pas articulés et n'ont pas de mouvements. Les plus petits ont un diamètre de 0 µ 5, les plus gros 2 µ 1 ; il existe de nombreuses espèces intermédiaires. Les filaments jeunes sont homogènes et incolores ; quand ils vieillissent, ils se gorgent de grains de soufre. Ils sont généralement réunis en touffes glaireuses qui flottent à la surface de l'eau.

Cependant, la différence est trop nette entre le Beggiatoa et le Thiothrix, pour qu'on puisse les confondre dans un même genre.

On trouve presque toujours des Thiothrix dans les eaux sulfureuses. Ils accompagnent les Beggiatoa, mais ils y sont mélangés en quantité variable. Les Thiothrix dominent dans les sources qui coulent très vite, ils couvrent alors de leurs touffes blanches tous les objets solides qu'ils rencontrent. Les Beggiatoa, au contraire, se trouvent en plus grande quantité dans les eaux plus calmes. Dans ce dernier cas, le Thiothrix se retire presque complètement devant le Beggiatoa. Celui-ci en effet, par suite de son développement rapide vient étouffer le Thiothrix.

Ce fait s'explique, si l'on considère qu'un des principaux caractères du Thiothrix est de s'attacher par une de ses extrémités, aux corps solides qu'il rencontre. L'autre extrémité est libre dans le liquide, mais dépourvue de mouvement propre. Le Beggiatoa, au contraire, est absolument libre et peut se mouvoir ; d'un autre côté, il atteint en longueur des dimensions relativement considérables (1 cent. et plus) tandis que le Thiothrix, comme nous le verrons plus loin, ne grandit pas comme le Beggiatoa, presque indéfiniment.

Nous disions au début de ce chapitre, que Winograsky avait remarqué combien il était difficile d'obtenir une culture pure de Beggiatoa ou de Thiothrix, mais, que quelquefois la nature se plaisait à faire elle-même cette sélection, comme pour nous montrer notre impuissance. Il existe à Enghien, une culture naturelle et pure du Thiothrix. Nous avons été témoin de sa formation ; voici quelques détails à ce sujet :

Au début de la saison 1897, on s'était aperçu qu'un petit filet sulfureux sourdait dans la grotte même, qui sert d'abri à la source Deyeux, et se répandait sur le sol. Plutôt par propreté, que pour ne pas perdre ce peu d'eau, on fit au niveau de cette source minuscule, une petite rigole de cinq centimètres de largeur et de deux centimètres de profondeur pour ramener tout le liquide à la source principale, le sol se trouvant naturellement en pente. Quelque temps après, les parois de la rigole se trouvaient complètement garnis d'une mince couche glaireuse et blanchâtre, qui, a l'examen microscopique ne nous décela que des Thiothrix et de nombreux Spirilles. Depuis, nous avons fait beaucoup d'examens et de cultures de ces sulfobactéries sans jamais y rencontrer de Beggiatoa.

Cette culture, se trouve bien en effet, posséder toutes les conditions requises pour la production du Thiothrix. L'eau sulfureuse coule constamment et assez vite, grâce à la pente, entraînant avec elle tous les filaments de Beggiatoa qui pourraient se former, tandis que les Thiothrix restent attachés par une de leurs extrémités, aux parois du ciment de la rigole.

C'est dans cette culture naturelle que nous avons trouvé les plus gros Thiothrix et les préparations les plus exubérantes en spirilles, ce qui détruirait une fois de plus l'idée de Zopf, qui considère ceux-ci comme des morceaux de Beggiatoa détachés de filaments très tenus.

Winogradsky a étudié le développement du Thiothrix sur des cultures artificielles, obtenues avec un rhizome de Butomus, comme pour le Beggiatoa. Il constate que la culture se fait bien à condition qu'on puisse se débarrasser des Beggiatoa. Les filaments du Thiothrix s'attachent à la lame ou à la lamelle. Ils absorbent très rapidement le soufre : ainsi quand on lave, avec de l'eau sulfureuse, une culture presque débarrassée de granulations, celles-ci apparaissent immédiatement et dix minutes après, les filaments en sont absolument **gonflés**. Toute cette quantité de soufre disparaît d'ailleurs en vingt-quatre heures, quand on les prive d'hydrogène sulfuré et les filaments meurent presqu'aussitôt après. Ils sont en cela beaucoup plus sensibles que les Beggiatoa. Le meilleur traitement pour les étudier est donc de les laver très souvent avec une eau peu sulfureuse (1).

Si l'on examine une culture de Thiothrix, on remarque que les filaments sont tous attachés à la lame ou à la lamelle par une de leurs extrémités, l'autre restant libre dans le liquide. Au bout de quelque temps, on trouve à l'endroit où ils adhèrent, comme un coussin de liquide gélatineux dont le diamètre est à peu près double de celui du filament (fig. 8).

Le développement est peu rapide et la bactérie ne s'allonge pas, presqu'indéfiniment comme chez les Beggiatoa. Les cellules ne sont visibles, que si l'on débarrasse les filaments de leur soufre et qu'on les colore à la fuschine ou mieux au rouge neutre.

Dans un milieu très sulfureux, on remarque que les grains de soufre sont très nombreux dans le premier tiers du filament du côté libre, beaucoup moins nombreux dans le deuxième tiers et quelquefois presque plus à la base. Cette localisation du soufre montre que les parties les plus jeunes ont plus d'action que les vieilles sur l'hydrogène sulfuré.

Quand le milieu est peu sulfureux, on voit au contraire, de nombreux grains de soufre dans les parties avoisinant la base et quelquefois plus du tout, dans les parties jeunes. Ce fait prouve que celles-ci absorbent très rapidement le soufre, mais l'éliminent avec la même rapidité. L'oxydation du soufre paraît donc dépendre du développement du filament.

Quand on laisse une culture sans hydrogène sulfuré,

---

(1) Nous employons pour les cultures de Thiothrix et de Beggiatoa l'eau de la Source Doyeux qui titre 30° Dupasquier.

ou qu'on la lave à l'eau pure, on peut suivre les progrès de la déchéance du Thiothrix. Ils commencent par perdre complètement leurs grains de soufre, puis, au bout de huit à dix jours, on voit très nettement des divisions se former, puis, certaines parties se séparent, mais ces fragments restent tout à fait inertes. A ce moment, le Thiothrix doit être mort, car, si on lave fréquemment la préparation à l'eau sulfureuse, on ne voit pas réapparaître les grains de soufre.

Dans une culture en pleine vigueur, on voit souvent un des filaments se sectionner à la partie terminale, mais le fragment reste attaché à la partie principale par un liquide d'aspect gélatineux (fig. 9) ; peu à peu, on le voit s'animer de légers mouvements et se mettre à angle droit avec le fil ou même se coller à lui. Au bout d'un certain temps, il se détache comme repoussé par un ressort. Ce nouvel élément se meut alors dans le liquide, et, après un temps plus ou moins long qui varie de une heure à trois heures, il vient lui-même se fixer à la lame ou à la lamelle et commence à développer un nouvel individu.

Ces batonnets qui ont la valeur morphologique d'une bouture sont connus depuis longtemps, chez certaines algues sous le nom d'Hormogonies.

Quand cette segmentation se produit sur des filaments assez vieux et très longs, il se sépare non plus un, mais plusieurs éléments. Winogradsky a compté jusqu'à quinze de ces batonnets, en voie de formation sur le même Thiothrix. Ils se tiennent alors, soit en zigzag, soit en tas (fig. 9). La séparation se fait d'un seul coup et brusquement comme nous l'avons décrit plus haut. Après la séparation, les mouvements de chacun des batonnets ou hormogonies, tendent à les placer en un groupe assez serré. Ces jeunes fils rayonnent alors autour d'un coussin gélatineux qui leur sert de point d'attache commun.

Un autre caractère que nous croyons utile de signaler ici, quoiqu'il ne soit pas général, est le suivant :

Presque jamais, le filament du Thiothrix ne s'allonge

en ligne droite avec la cellule primitive ; il arrive même
très souvent qu'il forme à sa base une sorte de crosse plus
ou moins accentuée (voir *fig. 8*). Certains filaments, sont
cependant dépourvus de cette particularité, c'est pourquoi
nous n'avons pas cru devoir insister sur ce fait.

En résumé, voici les caractères des Thiothrix : les
filaments sont immobiles, leurs cloisons ne sont que très
peu visibles. Ils se tiennent attachés aux objets fermes par
une de leur extrémité, au moyen d'un coussin gélatineux,
l'autre extrémité, restant toujours libre. Dans une culture
normale, on voit à l'intérieur des cellules de très nombreux
grains de soufre. La reproduction se fait par hormogonie.

Ces caractères ont servi à différencier les Thiothrix des
Beggiatoa.

Winogradsky constate qu'il existe plusieurs variétés de
Thiothrix. Il s'est assuré qu'elles ne dérivent pas l'une de
l'autre, et s'est servi pour leur classificaiion du même
caractère que pour les Beggiatoa : le diamètre.

Il les classe comme il suit :

1o THIOTHRIX NIVEA.

	à la base..............	2μ à $2 \mu 5$
Diamètre	au milieu..............	$1 \mu 7$
	à la pointe............	$1 \mu 4$ à $1 \mu 5$

Les fils jeunes ont sensiblement le même diamètre
partout.

2o THIOTHRIX TENUIS.

Diamètre **presqu**'unique variant de 1μ à $1 \mu 1$ de la base
à l'extrémité libre. Ce diamètre est le même pour les fils
jeunes.

3o THIOTRIX TENUISSIMA.

Observé en Suisse par Winogradsky qui ne put en faire
la mesure, à cause de son faible diamètre.

Sulfobactéries des Eaux d'Enghien

Comme nous l'avons dit, il n'existe dans les eaux d'Enghien que des sulfobactéries incolores.

A la surface de presque toutes les sources, on trouve les productions blanchâtres et d'aspect crémeux dont nous avons déjà parlé. Colles-ci essorées et traitées par le sulfure de carbone, laissent un résidu de soufre assez considérable (0 gr. 55 pour 10 gr. de matières). Un lavage prolongé à l'eau distillée les débarrasse d'un sel à réaction acide, qui n'est autre que du sulfate de chaux. Finalement il ne reste plus qu'une matière organique spéciale et glaireuse, qui se présente sous la forme d'une gelée assez compacte.

Nous avons expliqué que le soufre était le résultat d'une oxydation de l'hydrogène sulfuré produite par les sulfobactéries qui fixent ce métalloïde dans leur protoplasma. Nous ferons remarqner, combien grande est la quantité de soufre absorbé.

Le sulfate de chaux, est lui aussi, le produit d'une oxydation, mais différente de la première comme résultat. Il est dû à l'élimination du soufre intracellulaire qui s'oxyde et se combine à la chaux contenue dans l'eau.

Quant à la matière organique, elle est constituée par le tissu même des organismes qui nous occupent.

Si l'on examine au microscope une préparation faite avec les sulfuraires mêmes des sources, on trouve bien de nombreuses bactéries, au milieu de cristaux disséminés ou en amas, mais elles sont presque toujours brisées par l'étalage sur la lame, et dès lors, il est impossible d'étudier leur développement.

Winogradsky les a cultivées artificiellement; nous avons expliqué de quelle façon, mais ce procédé de production est extrêmement long et très délicat.

Nous opérons de la façon suivante : On prélève avec un fil de platine, dans la masse crémeuse, une des parties qui a l'aspect le plus glaireux, puis on dépose cet échantillon dans un verre de montre avec une ou deux gouttes d'eau sulfureuse. La même opération est répétée plusieurs fois, les récipients sont déposés dans une cuvette en porcelaine ou en gutta qu'on recouvre d'un verre. Toutes les deux heures dans la journée, on fait tomber quelques gouttes de la même eau dans les verres, et le soir, on arrose le fond de la cuvette de manière à avoir pendant toute la nuit un milieu sulfureux. Au bout de quelques jours on peut prélever un échantillon dans l'une de ces cultures (celle qui paraît la plus prospère) l'examiner et si l'on y trouve une ou plusieurs bactéries entières, les cultiver sur la lame par le procédé décrit.

Cette méthode nous paraît offrir quelques avantages : celui de débarrasser en partie les filaments des cristaux de sulfate de chaux qui y sont accolés et de permettre d'obtenir quelquefois des éléments complets, chose à laquelle on ne peut arriver directement par un prélèvement sur les masses qui recouvrent les sources. Toutefois, ce procédé ne peut servir à la sélection, car, quelles que soient les précautions qu'on prenne, on a toujours sur la lame de nombreux filaments.

Nous avons essayé d'obtenir des cultures en ensemençant une eau sulfureuse naturelle ou artificielle (solution faible d'hydrogène sulfuré); nous n'avons jamais obtenu de résultat satisfaisant. La partie prélevée sur une culture naturelle, qu'on dépose dans le liquide, tombe presque aussitôt dans le fond du ballon, s'y désagrège peu à peu, et si on l'examine au microscope, on ne retrouve plus trace d'être organisé. D'ailleurs, le liquide perd assez rapidement son hydrogène sulfuré, et les sulfobactéries qui pourraient se développer spontanément mourraient presque aussitôt, faute de cet élément.

Nous avons eu cependant l'occasion de constater la production d'une culture spontanée produite dans les conditions suivantes: Une bouteille aux trois quarts remplie d'eau sulfureuse et mal bouchée, avait été oubliée sur une planchette. Quelques semaines plus tard un voile blanchâtre s'était formé à la surface du liquide, et l'examen microscopique nous décéla de très nombreux Beggiatoa. Le flacon ayant été agité, le voile tomba dans le fond et s'y désorganisa, ne laissant plus qu'un magma d'aspect gélatineux. Quoique l'eau fut encore un peu sulfureuse, aucune trace de nouvelle colonie ne se produisit plus à la surface. Malgré tous nos essais pour reproduire volontairement la culture dont nous venons de parler, et quelles que fussent les conditions dans lesquelles nous ayons opéré, il nous a été impossible d'arriver au même résultat.

Des faits précédents nous pouvons tirer la conclusion suivante : Les sulfobacteries ne peuvent se produire, vivre et se développer qu'à la surface des eaux sulfureuses, l'air étant un des éléments indispensables à leur existence.

Il est souvent nécessaire pour l'étude des sulfobacteries de recourir au colorant, car leur gaine est très peu visible. Nous avons remarqué qu'elles fixaient très rapidement toutes les matières colorantes (fuschine diamant, violet de gentiane, etc.), mais pour employer ces produits, on est obligé de les tuer ; nous donnons donc notre préférence au *rouge neutre* (1) qui introduit entre la lame et la lamelle les rend plus facilement visibles sans les altérer. Ce dernier produit nous a rendu de très réels services, surtout dans la mesure des diamètres de ces microorganismes.

La variété qui prédomine dans l'eau d'Enghien, est le Beggiatoa, dont le diamètre égale 2 μ 5 (*fig. 4*). Elle correspond au plus gros Beggiatoa média de la classification de Winogradsky. Nous l'avons observée dans tous les échantillons pris sur les différentes sources, presque toujours accompagnée de Beggiatoa de diamètre différent ou de Thiothrix. Les autres variétés trouvées sont toujours en beaucoup plus petite quantité.

Dans l'eau du puits central on ne trouve guère que des Beggiatoa et ce fait s'explique puisque l'eau y est presque

---

(1) Neutralroth. — *Tabellarische übersicht* de Gustav Schultz, 3ᵉ édition, n° 449.

stragnante. Leur diamètre est de 2 μ 5, 2 μ et 1 μ. La première variété est de beaucoup la plus fréquente.

Les sources Deyeux et du Roy possèdent absolument les mêmes types à quantités à peu près égales. Cependant on trouve souvent dans la source Deyeux le diamètre 4 μ 8 (*fig. 1*). C'est le plus gros diamètre que nous ayons constaté dans les eaux d'Enghien et nous ne l'avons jamais trouvé que dans les échantillons prélevés sur la source Deyeux.

Les Thiothrix au contraire prédominent dans l'eau de la source du Lac et de la source des Roses. Il est vrai que pour celles-ci il nous a été impossible de faire la prise d'essai sur la source même; les échantillons ont été prélevés à l'extrémité des syphons. Aussi est-il compréhensible que les Beggiotoa qui tendent à se developper soient entraînés en partie par le courant de l'eau.

Dans la source du Lac on trouve surtout des Thiothrix de 3 μ de diamètre (*fig. 8*) et quelques-uns de 1 μ 5 (*fig. 10*). Quant aux Beggiatoa nous n'avons constaté que la variété 2 μ 5.

Dans la source des Roses (bassin d'embouteillage), les Beggiatoa sont plus nombreux que dans la source du Lac, mais on ne retrouve toujours que le type 2 μ 5. Les Thiothrix aussi sont tous du même diamètre, 1 μ 5.

Enfin, on retrouve en abondance, les deux variétés de Thiothrix dans la culture naturelle et pure dont nous avons parlé. Les diamètres sont de 3 μ et 1 μ 5, on les trouve à peu près à quantités égales. C'est dans les préparations faites avec cette culture que nous avons trouvé le plus de spirilles.

CONCLUSIONS

La flore sulfobactérienne des eaux d'Enghien est plutôt restreinte : on y trouve que des sulfobactéries incolores et encore ne sont-elles pas toutes représentées. Les variétés sont très nettement délimitées.

Le type dominant est le Beggiatoa média à diamètre = 2 μ 5 qu'on retrouve dans tous les échantillons.

Nous avons trouvé des Thiothrix sensiblement plus gros que ceux qu'indique Winogradsky. Le diamètre est de 3 µ et à peu près le même à la base qu'à la pointe, nous l'appellerons Thiothrix major.

Nous donnons ci-dessous la mesure des sulfobactéries que nous avons trouvées et les noms que leur donne Winogradsky dans sa classification.

BEGGIATOA

Beggiatoa major..... 4 µ 8 (rare)
    id.   média..... 2 µ 5 (le plus fréquent)
    id.   id ..... 2 µ
    id.   minima... 1 µ

THIOTHRIX

Thiothrix major.... 3 µ (le plus fréquent)
    id.   nivea..... 1 µ 5

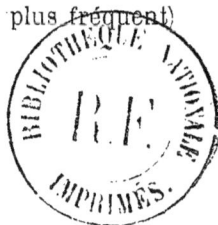

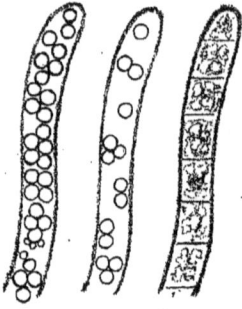
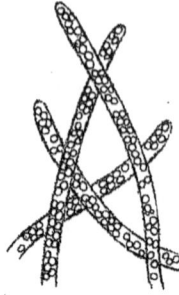
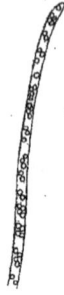

1   2   3   4   5

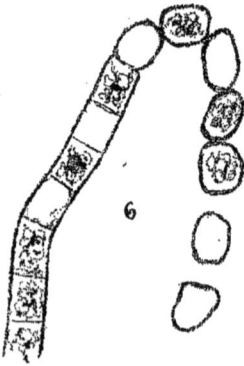
6

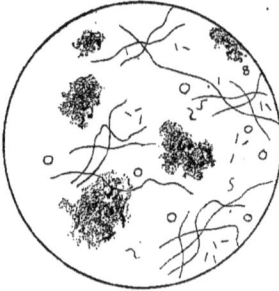
11

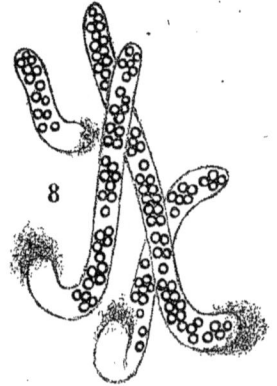
8

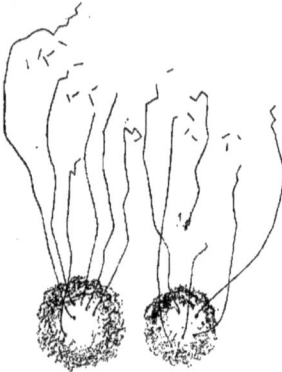
7

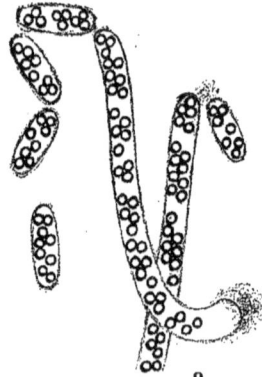
9

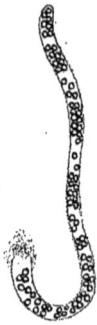
10

NOTICE DE LA PLANCHE

FIG. I. — Filament de **Beggiatoa major** (4 μ 8) dans une culture maintenue constamment sulfureuse. — Les grains de soufre sont très nombreux.
Les parois du filament sont à peine visibles.

FIG. II. — Même filament dans une culture dépourvue de H²S depuis 12 heures. Les grains de soufre sont rares et irrégulièrement disséminés.

FIG. III. — Même filament après 24 heures de lavage à l'eau pure. — Les grains de soufre ont complètement disparu. Les séparations des cellules sont visibles et le protoplasma a un aspect poreux.

FIG. IV. — **Beggiatoa media** (2 μ 5) type le plus fréquent de l'eau d'Enghien.

FIG. V. — **Beggiatoa minima** (1 μ).

FIG. VI. — Filament de **Beggiatoa** mort. Certaines cellules se détachent et tendent à s'arrondir.

FIG. VII. — Culture de **Thiothrix** (petit grossissement).

FIG. VIII. — **Thiothrix major** (3 μ) montrant à la base l'espèce de crosse que nous avons signalée et le coussin gélatineux servant de point d'attache.

FIG. IX. — Hormogonies en voie de formation.

FIG. X. — **Thiothrix nivea** (1 μ 5).

FIG. XI. — Préparation faite avec les Sulfuraires prises directement sur les sources (petit grossissement).

BIBLIOGRAPHIE

BOURQUELOT. — *Thèse d'Agrégation (1889).*

COTTE. — *Mémoire à l'Académie des Sciences (1774).*

DOLLFUS. — *Les ondulations des couches tertiaires du bassin de Paris.*

DOLLFUS. — *Carte géologique de Paris et de ses environs.*

HENRY (O.) PÈRE ET FILS. — *Traité pratique d'analyse des Eaux minérales (1858).*

DE LAPPARENT. — *Traité de Géologie.*

DE LAUNAY. — *Captage des sources minérales.*

LECOMTE-DENIS. — *Notes inédites de Géologie.*

LECONTE ET DE PUISAYE. — *Les Eaux d'Enghien (1850).*

STANISLAS MEUNIER. — *Géologie des environs de Paris.*

C. PAUL ET RODET. — *Les Eaux de tables.*

SAUVAGE. — *Annales des Mines.*

SOUBEIRAN. — *Thèse de Doctorat.*

LE VEILLARD. — *Mémoire à l'Académie des Sciences (1771) Analyses des Eaux de la Fontaine de Montmorenci.*

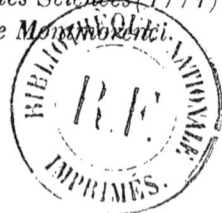

TABLE DES MATIÈRES

Pages

CHAPITRE I. — Des Eaux Sulfureuses en général. — Classification des Eaux Sulfureuses. — Leur composition chimique............................... 7

CHAPITRE II. — Historique d'Enghien.............. 13

CHAPITRE III. — Constitution géologique du bassin Enghiennois........................... 15

CHAPITRE IV. — Géogénie des Sources minérales d'Enghien............................. 21

CHAPITRE V. — Propriétés physiques et chimiques des Eaux d'Enghien...................... 27
Tableau comparatif des analyses les plus connues des Eaux d'Enghien...................... 30

CHAPITRE VI. — Analyse qualitative.............. 31

CHAPITRE VII. — Dosage de l'acide sulfhydrique total. Sulfhydrométrie de Dupasquier.............. 37

CHAPITRE VIII. — Monographie succincte des Sources d'Enghien.............................. 41

CHAPITRE IX. — Les Sulfobactéries.............. 50
Planche des Sulfuraires de l'Eau d'Enghien.......... 68

BIBLIOGRAPHIE..................... 70

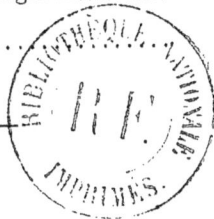

www.ingramcontent.com/pod-product-compliance
Lightning Source LLC
Chambersburg PA
CBHW070901210326
41521CB00010B/2017